Mark J. Moser

Erfülltes Leben mit Krankheit

Mark J. Moser

Erfülltes Leben mit Krankheit

Gedruckte Ausgabe:
978-3-03965-095-8
Digitale Ausgabe:
978-3-03965-096-5

Englische, gedruckte Ausgabe:
978-3-03965-093-4
Englische, digitale Ausgabe:
978-3-03965-094-1

Umschlaggestaltung: Emilie von Niederhäusern
Satzgestaltung: Chris J. Moser | www.chrisjmoser.ch
ETRNL | etrnl.de
Lektorat: Christiane Kathmann
Druck: Stückle Druck, Deutschland

Dieses Buch und weitere interessante Medien (Auslieferung auch in DE/AT) können Sie beziehen bei:

mosaicstones
VERLAG & BUCHHANDEL

mosaicstones, Tel. +41 33 336 00 36
info@mosaicstones.ch, www.mosaicstones.ch

Empfehlungen

Prof. Irene Abderhalden
In den mehr als 20 Jahren, in denen ich Mark kenne, ist er für mich zu einem großen Vorbild geworden. Obwohl er seit so langer Zeit unter starken Schmerzen leidet, hat er nie aufgehört, ein liebevoller und positiver Mensch zu sein – mit einem großen Herzen und einem offenen Geist –, der diesen Reichtum großzügig mit anderen teilt. Die Art und Weise, wie er mit seiner Krankheit und ihren Einschränkungen lebt, ist nicht nur eine starke Inspirationsquelle für Menschen mit chronischen Schmerzen, sondern für alle, die sich wiederkehrenden Herausforderungen stellen müssen. Es ist ein wertvolles Geschenk an uns alle, dass Mark seine Erfahrungen in diesem Buch mit solcher Tiefe und Leichtigkeit teilt.

Dr. Christine Jacob
Da ich Mark sowohl als Freund als auch als Kollegen kenne, bewundere ich ihn nicht nur für seine Einsichten, sondern auch für seine seltene Kombination aus echter Empathie und furchtloser Ehrlichkeit. Er hat die bemerkenswerte Gabe, seine Erfahrungen auf offene, ungefilterte und zutiefst menschliche Weise zu teilen, immer mit der Absicht, andere aufzubauen und zu stärken. Mark scheut sich nicht, die harten Wahrheiten beim Namen zu nennen, er nennt das Kind beim Namen, aber er tut dies mit bemerkenswerter Sanftheit und Mitgefühl. Diese Eigenschaft zeigt sich in seiner Arbeit als Patient:innenvertreter, wo er seine eigene Reise nutzt, um andere daran zu erinnern, dass sie mit ihren Erfahrungen von Krankheit oder Schmerz nicht allein sind. Er spricht nicht nur aus persönlicher Erfahrung, sondern aus tiefer Fürsorge und Solidarität. In diesem wunderschön geschriebenen und nachdenklichen Buch bringt Mark dieselbe Authentizität und Stärke auf die Seite. Wenn Sie erkunden möchten, was es bedeutet, mit Schmerzen zu leben und dennoch ein gutes Leben zu führen, mit Sinn, Widerstandsfähigkeit und sogar Freude, wird dieses Buch Sie bewegen,

inspirieren und begleiten. Es ist ein kraftvoller Begleiter für alle, die mit einer chronischen Krankheit leben oder jemanden unterstützen, der davon betroffen ist.

Dr. Oliver Merz
Die Mischung aus persönlichen Erfahrungen, praktischen Ratschlägen und professionellen Einblicken ist äußerst überzeugend und macht Ihr Buch außergewöhnlich glaubwürdig.

Alezandra Canteros Russel
Mark hat sich trotz chronischer Krankheit und starken Schmerzen unermüdlich für benachteiligte Bevölkerungsgruppen eingesetzt. Seine persönlichen Schwierigkeiten haben sein Engagement nur noch verstärkt und uns alle, die wir im Bereich der Bekämpfung des Menschenhandels tätig sind, inspiriert. Durch seinen unerschütterlichen Einsatz trotz schwerer körperlicher Beeinträchtigungen ist Mark ein Vorbild für echte Resilienz und ein zielgerichtetes Leben.

PD Dr. phil. Helen Koechlin
Marks Buch ist eine unverzichtbare Lektüre für Gesundheitsdienstleistende, Menschen mit chronischen Erkrankungen sowie Angehörige und Freund:innen von chronisch kranken Menschen. Es ist ein eindringlicher und bewegender Aufruf zu mehr Gemeinschaft und Mitgefühl – und es demonstriert auf beeindruckende Weise die seltene Fähigkeit, mehrere Wahrheiten gleichzeitig wahrzunehmen.

Gideon Zimmermann
Mark hat eine erstaunliche Perspektive auf das Leben mit chronischer Krankheit und anhaltenden Schmerzen entwickelt – eine Reise, die sich über Jahrzehnte erstreckt. Mit bemerkenswertem Selbstmitgefühl, unerschütterlicher Neugier und einer tiefen Achtsamkeit hat er Wege entdeckt, die Wahlmöglichkeiten und persönliches Wachstum fördern. Seine Konzentration und seine Lebenserfahrung sind ein wahrhaft inspirierendes Beispiel für Resilienz und Stärke.

Prof. Dr. Peter Sommerfeld

Dieses Buch ist in vielerlei Hinsicht einzigartig. Aus der Perspektive persönlicher Erfahrungen liefert Mark Moser eine großartige Beschreibung der Komplexität des Umgangs mit chronischen Schmerzen und Krankheiten. Kaum jemand würde an all diese Komponenten und ihr Zusammenspiel denken, die den Weg zu einer hohen Lebensqualität ebnen – und damit an all die Möglichkeiten, die entdeckt, entwickelt und genutzt werden können. Die Einzigartigkeit des Buches liegt für mich vor allem in der Art und Weise, wie es geschrieben ist. Die erwähnte wertvolle Beschreibung der Komplexität von Bewältigungsprozessen ist gewissermaßen nur ein Nebenprodukt des Hauptziels des Buches: Wege, Techniken und Philosophien aufzuzeigen und praktische Ratschläge zu geben, um Menschen mit chronischen Krankheiten und Schmerzen zu unterstützen. Ich denke und hoffe, dass viele Betroffene diese Unterstützung auf ihrem Weg zu einem ‹guten Leben› erfahren werden – das nur scheinbar allen Widrigkeiten zum Trotz möglich ist.

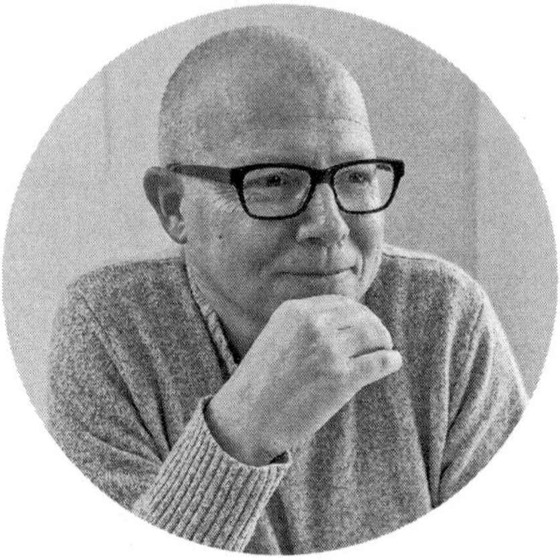

Mark J. Moser (1973) ist interkultureller Berater, Coach, Dozent und engagierter Brückenbauer, dessen Wurzeln in Papua-Neuguinea und Aufenthalte in der Schweiz und Südostasien sein Leben geprägt haben, das von Dialog und Tiefgang geprägt ist. Er lebt mit seiner Familie in Bern und lehrt an der FHNW in Olten und anderen Universitäten. Er stützt sich auf über fünfzehn Jahre weltweite Erfahrung in Europa, Asien und Afrika – darunter die Leitung einer internationalen Gesundheitsorganisation –, um Einzelpersonen und Organisationen dabei zu helfen, Konflikte zu transformieren, Kommunikation zu fördern und gegenseitiges Verständnis zu pflegen. Mit einem Postgraduiertenabschluss in Konfliktanalyse der Universität Basel und einer Coaching-Zertifizierung von Ashridge bringt er Strenge, Mitgefühl und praktische Einsichten in kulturelle Begegnungen und Veränderungen ein. Seit seinem neunten Lebensjahr lebt er mit mehreren chronischen Erkrankungen und starken Schmerzen. Diese Erfahrung prägt sowohl seine berufliche Arbeit als auch sein Schreiben.

Das Jahr | Leben und sich auf den Tod vorbereiten
Eine tiefgründige 104-seitige Erinnerung an ein Jahr, das Mark J. Moser in einem Hotelzimmer in Jerusalem verbrachte, geplagt von Schmerzen und inneren Blutungen. Noch nicht bereit zu sterben, navigiert er durch die Vorbereitung auf den Tod, während er sich am Leben festhält – mit Familie, Freund:innen, Hoffnung und bewusster Menschlichkeit. Sein Mut kommt zum Vorschein, wenn die Verzweiflung zunimmt.

https://buchundnetz.com/werke/the-year/

Leben mit Schmerzen, ohne verrückt zu werden | Reflexionen über ein Leben, das von Schmerzen geprägt, aber nicht bestimmt ist
Ein konzentriertes 48-seitiges Buch über Not und Hoffnung. Mark Moser öffnet mutig ein Fenster zu chronischen Schmerzen – nicht als Schicksal, sondern als Begleiter. Seine Reflexionen laden uns ein, den Kampf mitzuerleben und dennoch unsere eigene Menschlichkeit zurückzugewinnen.

https://buchundnetz.com/werke/living-with-pain-without-going-crazy/

Ich widme dieses Buch meiner Familie und Dr. H und Dr. C.

Vielen Dank!

Inhaltsverzeichnis

Vorwort 11

Kapitel 1: Einleitung 13

Kapitel 2: Ein verändertes Leben 19

Kapitel 3: Die Geschichte des Schmerzes neu schreiben . . . 35

Kapitel 4: Jenseits der Ausdauer 47

Kapitel 5: Heilende Sprache 67

Kapitel 6: Durch den Dschungel der Therapien navigieren . 89

Kapitel 7: Herzen, die uns halten 115

Kapitel 8: Die Widerstandsfähigkeit des Champions 161

Kapitel 9: Jenseits der Angst 181

Prof. Dr. Sabina Heuss

Vorwort

Für Menschen, die unter chronischen Schmerzen leiden, ist Schmerz ein ständiger Begleiter – stunden-, tage-, ja jahrelang. Außenstehende können kaum nachvollziehen, was das für das Leben eines Menschen wirklich bedeutet. Mark Mosers Buch ist daher mehr als nur ein persönlicher Bericht oder eine Sammlung von Symptomen und Anweisungen zum Umgang mit Schmerzen. Es ist eine Einladung zum Zuhören, zum Lernen und zum Einnehmen der Perspektive eines Menschen, der seit über vier Jahrzehnten mit chronischen Schmerzen lebt – und doch viel mehr geworden ist, als nur ein ‹Patient›.
In seinem Buch gibt Mark Moser einen eindrucksvollen Einblick in das Leben mit einer chronischen Erkrankung. Es geht nicht darum, diese medizinisch zu erklären, sondern sichtbar zu machen: Was bedeutet es, wenn Symptome nicht mehr zu bewältigen sind und Schmerzen nicht mehr weiter gelindert werden können? Wie wirkt sich das auf mich, meine Familie, meine Beziehungen, meine Arbeit, meine Freundschaften aus? Genau darin liegt die Stärke dieses Buches: Es schlägt eine Brücke zwischen Betroffenen und Nicht-Betroffenen, zwischen medizinischem Wissen und gelebter Erfahrung, zwischen Sprache und Empfinden.
Dieses Buch ist eine seltene, notwendige und kraftvolle Stimme aus der Perspektive eines persönlich Betroffenen, der Vater, Ehemann, Freund, Kollege, Geschäftsmann und Partner ist – jemand, der sich nicht auf die Rolle des Patienten reduzieren lässt, sondern mit analytischer Schärfe, emotionaler Intelligenz und tiefem Einfühlungsvermögen über seine Erfahrungen reflektiert. Der Autor hält nichts zurück. Er spricht offen über Gefühle, die oft verschwiegen werden: Angst, Wut, Trauer, Einsamkeit, Verlust. Er zeigt, wie chronische Schmerzen Beziehungen verändern, wie sie Rollen verschieben, wie sie physische

und emotionale Grenzen verwischen können. Und doch spürt man in vielen Passagen dieses Buches etwas Überraschendes: Humor. Manchmal ruhig, manchmal scharf, manchmal tröstlich. Mark J. Moser zeigt, dass Menschen mit chronischen Erkrankungen Experten für ihre eigene Realität sind. Und er betont die Kraft, die darin liegt, seinen eigenen Weg im Umgang mit der Krankheit zu gehen und die Erfahrungen in eigene Worte zu fassen.

Neben seiner erzählerischen Kraft bietet das Buch auch konkrete Hilfestellungen: bewährte Strategien, Checklisten, digitale Tools und Verweise auf weitere Ressourcen. Darüber hinaus spricht Mark Moser Themen an, die in der medizinischen Literatur zu chronischen Schmerzen oft ausgeklammert werden: Beziehungen, Sexualität, soziale Rollen, Kommunikation und Tod. Für Menschen mit chronischen Schmerzen bietet es praktische und emotionale Unterstützung. Für Angehörige, Freund:innen und Kolleg:innen ermöglicht es einen besseren Zugang zu den Erfahrungen der Betroffenen. Für medizinisches Fachpersonal ist es ein Aufruf, über die eigene Rolle nachzudenken, Patient:innen als Gleichberechtigte zu behandeln und die Beziehung zu Patient:innen nicht aufzugeben – auch wenn aus medizinischer Sicht ‹nichts mehr zu tun ist›. Das Buch zeigt, wie wichtig Empathie, Respekt und eine ganzheitliche Sichtweise bei der Betreuung von Menschen mit chronischen Erkrankungen sind. Das Buch berührt, klärt auf, begleitet und inspiriert. Es ist ein Geschenk – für alle, die bereit sind, zuzuhören.

1
Einleitung
Gut leben mit Krankheit und Schmerzen

Auch wenn man von einer chronischen Krankheit und Schmerzen betroffen ist, gibt es Hoffnung auf ein qualitativ gutes Leben.

Chronische Krankheiten sind weltweit die häufigste Ursache für Tod und Behinderung und betreffen Millionen Menschen auf der ganzen Welt. Für diejenigen, die mit chronischen Erkrankungen leben müssen, ist dieser Weg oft von komplexen Emotionen begleitet – Angst, Trauer, Wut, Einsamkeit und mehr. Wenn Sie diese Gefühle kennen, sollten Sie wissen, dass Sie nicht allein sind. Trotz der immensen Herausforderungen glaube ich, dass es immer noch möglich ist, Erfüllung und Sinn zu finden. Dieses Buch vermittelt hart erarbeitete Strategien, um sich an die Realitäten eines unglaublichen, aber kranken Körpers anzupassen.

Meine Geschichte

Ich sehe nicht krank aus, aber ich habe aufgrund verschiedener Formen von Arthritis, die durch Tropenkrankheiten verändert wurden, fast mein ganzes Leben lang mit starken körperlichen Schmerzen gelebt. Seit meinem neunten Lebensjahr habe ich mehr als ein Dutzend Operationen hinter mir und nehme seit langem Schmerzmittel ein, was zu schweren Nebenwirkungen geführt hat.

Und doch führe ich ein faszinierendes, buntes und erfülltes Leben als professioneller Kommunikationsexperte, Ehemann,

Vater, Großvater und Freund. Ich möchte die Schwierigkeiten einer chronischen Erkrankung keineswegs beschönigen, aber ich bin der Beweis dafür, dass es möglich ist, ein gutes Leben zu führen. Es gibt Hoffnung

Für wen dieses Buch gedacht ist

Wenn Sie mit einer chronischen Erkrankung leben, ist dieses Buch für Sie gedacht. Unabhängig davon, ob Ihre Symptome körperlicher, geistiger oder beider Naturen sind, die folgenden Seiten bieten Ihnen Bestätigung, praktische Hilfsmittel und vor allem die Erinnerung daran, dass Sie nicht durch Ihre Krankheit definiert sind. Dieses Buch richtet sich auch an Pflegekräfte, Angehörige und medizinisches Fachpersonal, die Menschen mit chronischen Erkrankungen unterstützen. Sie erhalten Einblicke in den Alltag und die komplexen Emotionen eines Lebens mit langfristigen gesundheitlichen Herausforderungen. Vor allem lernen Sie konkrete Möglichkeiten kennen, wie Sie Unterstützung bieten können, ohne dabei Ihr eigenes Wohlbefinden zu vernachlässigen.

Jenseits von ‹Solange du gesund bist›

Ich lehne die implizite Botschaft ab, dass Gesundheit das Wichtigste im Leben ist. Ich kenne viele chronisch kranke Menschen, mich eingeschlossen, die ein glückliches und sinnvolles Leben führen, genauso wie ich viele kenne, die gesund sind, aber unzufrieden. Es ist möglich, auch ohne perfekte Gesundheit zu gedeihen, wenn andere Bereiche des Lebens florieren.

Zweck dieses Buches

Als jemand, der mit einer Langzeiterkrankung lebt und andere auf diesem Weg unterstützt hat, möchte ich die Wahrheit über die Widerstandsfähigkeit, Kreativität und den Mut der Gemeinschaft chronisch kranker Menschen weitergeben. Auf diesen Seiten kommen nicht nur ich zu Wort, sondern eine Vielzahl von Menschen, die mit verschiedenen Erkrankungen leben. Ihre Verletzlichkeit und ihre Weisheit werden Sie inspirieren, so wie sie mich inspiriert haben. Sie erhalten praktische Strategien zum Umgang mit Schmerzen, Einblicke in den Umgang mit Beziehungen und Arbeit sowie Inspiration, trotz Einschränkungen ein erfülltes Leben zu führen.

Vor allem aber lernen Sie, wie Sie ein erfülltes Leben rund um Ihre chronische Erkrankung aufbauen können, nicht trotz dieser. Ich bin keine medizinische Fachkraft, daher sollten meine Gedanken nicht als medizinischer Rat verstanden werden, sondern als hart erarbeitete Weisheit aus persönlicher Erfahrung.

Zu den transformativsten Lektionen, die ich teile, gehören:

- Die Kraft der Akzeptanz und wie man sie erreicht
- Wann man sich anstrengen und wann man Selbstfürsorge priorisieren sollte
- Wie man Unterstützung gewinnt und sich für chronisch Kranke einsetzt
- Tägliche Übungen zur Stärkung der Resilienz
- Sinn und Zweck in schwierigen Zeiten finden

Während Sie dieses Buch lesen, empfehle ich Ihnen, nach jedem Kapitel eine Pause einzulegen und nachzudenken. Schreiben Sie in Ihr Tagebuch, was Sie besonders angesprochen hat, und besprechen Sie die wichtigsten Erkenntnisse mit Ihren Lieben. Nur wenn Sie Ihre Erkenntnisse in die Praxis umsetzen, kann eine Veränderung stattfinden.

Aufbau des Buches

Wir beginnen damit, allgemeine emotionale Erfahrungen zu untersuchen und die Grundlage für die Heilung zu schaffen. Anschließend behandeln wir praktische Strategien zum Umgang mit Symptomen, zum Aufbau von Unterstützungssystemen und zur Durchsetzung Ihrer Bedürfnisse. Sie erhalten Werkzeuge, mit denen Sie wichtige Lebensbereiche wie Beziehungen, Arbeit und Selbstidentität meistern können. Dieses Buch begleitet Sie auf Ihrem Weg vom Überleben zum Gedeihen –

nicht durch die Beseitigung chronischer Krankheiten, sondern durch die Annahme der Fülle des Lebens mit ihnen.

Hier ist ein Fahrplan für die bevorstehende Reise:
1. Schwierige Emotionen und Erfahrungen anerkennen
2. Positive Aspekte und Quellen der Hoffnung erkunden
3. Schmerz und Krankheit verstehen
4. Den Weg der Akzeptanz beschreiten
5. Praktische Strategien zur Schmerzbewältigung
6. Entscheidende Kommunikationsfähigkeiten
7. Resilienz aufbauen und gleichzeitig Risiken managen
8. Therapien und Behandlungen nutzen
9. Mit chronischen Erkrankungen leben und arbeiten
10. Die Sterblichkeit integrieren, um ein erfüllteres Leben zu führen

Eine Einladung zum Austausch
Ich lade Sie herzlich ein, Ihre eigenen Erfahrungen und Erkenntnisse mit unseren Lesern auf meiner Website (markmoser.ch) und in den sozialen Medien zu teilen.

Meine Hoffnung für Sie
Mein tiefster Wunsch ist es, dass Sie auf diesen Seiten Bestätigung, praktische Ratschläge und ein neues Gefühl der Möglichkeiten finden. Mögen die Worte hier ein tröstlicher Begleiter auf Ihrer Reise sein, eine Erinnerung daran, dass Sie nicht allein sind und dass ein sinnvolles Leben nicht trotz chronischer Krankheit möglich ist, sondern gerade durch sie.
Viktor Emil Frankl (geb. 26. März 1905) war ein österreichischer Neurologe, Psychiater, Philosoph und Holocaust-Überlebender. Er hat mich stark beeinflusst. Leiden ist kein Rätsel, das wir lösen müssen, sondern eine Aufforderung, der wir nachkommen müssen. Die Frage lautet nicht «Warum ich?», sondern «Wie soll ich reagieren?». Für Frankl ist Leiden nicht das Ende des Sinns, sondern genau der Ort, an dem Sinn geschaffen werden kann – indem wir unsere Haltung wählen, mit Mut re-

agieren und an den Werten festhalten, die das Leben lebenswert machen.

Der Geist von Tonglen

Ich widme dieses Buch dem Geist von Tonglen, einer tibetisch-buddhistischen Praxis des Gebens und Nehmens. Möge es Sie inspirieren, Ihre eigenen Erfahrungen zu teilen, wenn Sie meine Erfahrungen und die, anderer Menschen lesen, die mutig genug waren, ihre Geschichten zu erzählen, und so einen Kreislauf des Mitgefühls und der gegenseitigen Unterstützung schaffen. Beginnen wir diese Reise gemeinsam, nehmen wir die Herausforderungen an, die eine chronische Krankheit mit sich bringt, und entdecken wir, wie wir trotz allem gut leben können. Wie auch immer sich Ihr Weg gestalten mag, seien Sie sich bewusst, dass Sie die Widerstandsfähigkeit, den Mut und die Weisheit in sich tragen, um jeden Schritt zu meistern. Und Sie haben eine Gemeinschaft von Mitreisenden, die Sie an Tagen, an denen es schwer ist, Ihr Licht zu sehen, daran erinnern.

Gemeinsam vorwärts

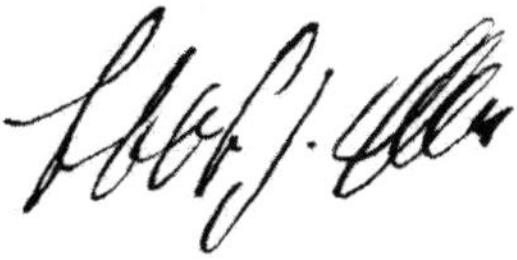

Mark J. Moser

2
Ein verändertes Leben
Die Reise beginnt

Das Leben nimmt manchmal unerwartete Wendungen, und für diejenigen, die sich auf dem Weg einer chronischen Erkrankung und anhaltenden Schmerzen befinden, kann diese Reise ebenso herausfordernd wie transformativ sein. Wenn der Schmerz nicht nachlässt – wenn er sich von einem vorübergehenden Gast zu einem ständigen Begleiter entwickelt – verändert sich alles.

Meine eigene Reise mit chronischen Schmerzen und Krankheiten begann vor Jahrzehnten und veränderte den Verlauf meines Lebens auf eine Weise, die ich nie hätte vorhersehen können. Auf diesen Seiten werden wir gemeinsam untersuchen, wie chronische Schmerzen und Krankheiten unsere täglichen Erfahrungen, unsere Beziehungen und letztlich unser Selbstverständnis verändern.

Chronische Schmerzen: Die unsichtbare Epidemie
Chronische Schmerzen sind eine stille Krankheit – eine unsichtbare Epidemie. Von den 50 Menschen, die heute Morgen in Ihrem örtlichen Supermarkt einkaufen waren, hatten wahrscheinlich 10 bis 15 körperliche Schmerzen. Dennoch schieben sie ihre Einkaufswagen, wählen ihre Lebensmittel aus und tauschen an der Kasse Höflichkeiten aus, wobei sie ihr Leiden hinter einem geübten Lächeln und alltäglichen Bewegungen verbergen.

Sarah's Geschichte

Sarah, eine 45-jährige Lehrerin und Mutter von zwei Kindern, lebt seit über einem Jahrzehnt mit Fibromyalgie. «An den meisten Tagen fühle ich mich, als würde ich meinen Körper durch Treibsand schleppen», erzählt sie. «Aber ich stehe auf, ziehe mich an und bin für meine Schüler und meine Kinder da. Sie sehen nicht, wie viel Kraft mich das kostet und welche Schmerzen ich habe. Es ist ein unsichtbarer Kampf.»

Wenn das Leben eine Wendung nimmt

Möglicherweise wurde Ihr Leben durch eine Krankheit unterbrochen und ist seitdem nicht mehr dasselbe. Mediziner:innen unterscheiden häufig zwischen Krankheit – einer Kategorie biologischer Fehlfunktionen – und Leiden, das die negativen Auswirkungen auf die Lebenserfahrung beschreibt. Krankheit existiert im Körper, Leiden manifestiert sich in der Lebenswahrnehmung.

Diese Unterscheidung ist von großer Bedeutung. Mit einer geeigneten Behandlung kann jemand mit rheumatoider Arthritis ein Leben führen, das dem vor der Diagnose ähnelt. Ohne Behandlung kann selbst eine milde Form dieser Krankheit zu Arbeitslosigkeit, sozialer Ausgrenzung und einer Abwärtsspirale führen, die jeden Aspekt des Lebens beeinträchtigt.

Diese Realität unterstreicht eine entscheidende Wahrheit: Krankheit ist noch ungleicher verteilt als Leiden und folgt den Grenzen von Wohlstand, Rasse und Nationalität. Unsere Erfahrungen mit chronischen Erkrankungen sind untrennbar mit unserem Zugang zu Pflege, Unterstützung und Ressourcen verbunden.

Die Komplexität chronischer Schmerzen

Der Versuch, das Wesen chronischer Schmerzen auf Papier zu fassen, ist schwieriger als das Malen eines Bildes von Liebe, Freude oder Vergnügen. Die medizinische Standarddefinition – Schmerzen, die über die durchschnittliche Heilungsdauer hinaus andauern, in der Regel länger als drei bis sechs Monate

– wird der Realität nicht gerecht. Chronische Schmerzen sind nicht nur ein Symptom, sondern eine Erkrankung, die das körperliche und emotionale Wohlbefinden eines Menschen tiefgreifend beeinträchtigt.

Schmerz ist eine komplexe und facettenreiche Erfahrung, die von biologischen, psychologischen und sozialen Faktoren beeinflusst wird. Er wird oft unterschätzt und missverstanden, wobei die weit verbreitete Meinung vorherrscht, dass es sich dabei ausschließlich um eine körperliche Empfindung handelt. Wie wir Schmerz wahrnehmen und ausdrücken, wird stark von unserem kulturellen Hintergrund, unseren persönlichen Überzeugungen und unseren vergangenen Erfahrungen beeinflusst (Morris, 1993, ‹The Culture of Pain›).

Chronische Schmerzen sind ein unkontrollierbarer, unvorhersehbarer Zustand, der alle Aspekte des Lebens durchdringt. Ihre Intensität schwankt ohne Vorwarnung, was es fast unmöglich macht, zuversichtlich für die Zukunft zu planen – sei es für die Dinnerparty am nächsten Tag oder den Karriereschritt im nächsten Jahr. Diese ‹Unzuverlässigkeit› hat tiefgreifende Auswirkungen auf Beziehungen und führt zu einer allmählichen Isolation, die eine weitere Belastung darstellt.

Meine Reise mit Schmerzen

Jede Erfahrung mit chronischen Schmerzen ist einzigartig und persönlich. In meinem Leben bedeuten chronische Schmerzen, dass ich mich kaum an eine Stunde eines Tages erinnern kann, in der ich nicht irgendeine Form von Schmerzen oder die Folgen der Schmerzbehandlung hatte – Medikamente, Bäder, Heizkissen und vor allem Bettruhe, wenn ich lieber woanders wäre. Meine persönliche Definition von chronischen Schmerzen: Tausende von Stunden, in denen ich nicht tun kann, was ich gerne tun würde. Es bedeutet, sich einer Realität zu fügen, in der Schmerzen und meine Reaktionen darauf meine Entscheidungen dominieren.

Mit einer chronischen Erkrankung zu leben bedeutet, mehr als 30 MRT-Untersuchungen, über 100 Schulteroperationen unter Narkose, Dutzende von Operationen und unzählige Physiotherapie-Sitzungen zu ertragen. Es bedeutet, jährlich 50 oder mehr Arzttermine zu haben. Es bedeutet, mit Taschen voller Medikamente und Genehmigungen des Gesundheitsministeriums zu reisen, die es mir erlauben, mit bestimmten Medikamenten legal in andere Länder einzureisen.

Es bedeutet, Partys frühzeitig zu verlassen oder gar nicht erst hinzugehen. Es bedeutet, zu arbeiten, aber fast alle gesellschaftlichen Veranstaltungen mit meinen Kolleg:innen auszulassen. Und vor allem bedeutet es, mit einer tiefgreifenden Unvorhersehbarkeit zu leben. Ich kann zwar planen, mich mit Freund:innen zum Brunch zu treffen, aber je nach meinem Schmerzlevel an diesem Morgen schaffe ich es vielleicht nicht.

In all den Jahren, in denen ich mich in dieser Situation befand, habe ich unzählige andere Menschen getroffen, deren Leben sich ähnlich verändert hat. Ich habe Menschen gesehen, die aufgrund des Verlusts ihres Berufs mit finanzieller Unsicherheit und all ihren Folgen konfrontiert waren. Ich habe Menschen gesehen, die von Versicherungsgesellschaften abgelehnt und von Systemen, die ihnen eigentlich helfen sollten, mit wenig Respekt behandelt wurden. Trotz anhaltender Schmerzen und unzähliger Rückschläge halten sie mit bemerkenswerter Entschlossenheit an ihren Verpflichtungen fest.

Inmitten der Dunkelheit habe ich Menschen getroffen, die an der Hoffnung festhalten und sich weigern, sie aufzugeben. Der rote Faden, der alle unsere Geschichten verbindet: Verlust. Der Verlust der Unabhängigkeit, von Freund:innen, der finanziellen Sicherheit, der Mobilität, der Energie und der Zukunft, die wir uns einst für uns selbst vorgestellt hatten.

Jenseits von ‹Good Vibes›

Unsere Kultur legt enormen Wert auf Wohlbefinden, Positivität und das Streben nach Glück. Der Philosoph Shelly Kagan prägte den Begriff ‹Ill-Being› für ‹die Elemente, die direkt zu einem schlechten Leben beitragen›. In einer Gesellschaft, die eine ‹No Bad Vibes›-Einstellung und ein Instagram-perfektes Leben fördert, in dem nur die Höhepunkte dargestellt werden, findet die Realität des ‹Ill-Being› wenig Beachtung.

Doch Leiden und Krankheit erfordern einen unerschrockenen Blick. Nur Mutige leugnen oder fliehen nicht vor dem Leiden. Das bedeutet, tief durchzuatmen und anzuerkennen: «Ich habe Angst. Ich bin überwältigt. Aber ich werde nicht vor der Realität davonlaufen. Ich werde mich diesem Leiden stellen.»

Vorbereitet sein
Eine Botschaft an alle, die neu mit chronischer Krankheit konfrontiert sind

Ich wünschte, ich wäre besser auf diese Reise vorbereitet gewesen. Krankheit verändert die Identität. Wenn ich mir ein Bild von mir selbst im Alter von 20 Jahren ansehe, sehe ich jemanden, der regelmäßig Sport trieb, voller Energie war und ein großes soziales Netzwerk hatte. Jetzt, 30 Jahre älter, habe ich nicht nur die natürlichen Auswirkungen des Alterns erlebt, sondern auch die kumulativen Auswirkungen von eingeschränkter Mobilität, Medikamenten, jahrzehntelangem Schmerz und unzähligen medizinischen Eingriffen.

Krankheit lässt unseren Körper zerfallen. Mein äußeres Ich hat sich verschlechtert, aber mein inneres Ich ist auf eine Weise aufgeblüht und hat sich weiterentwickelt, wie ich es nie hätte vorhersagen können. Es ist wichtig zu erkennen, dass es in Ordnung ist – sogar notwendig –, um den Verlust von Kraft und Gesundheit und die vielen anderen Verluste, die eine Krankheit mit sich bringt, zu trauern. Oft müssen wir geliebte Ziele und Träume aufgeben. Unsere Welt wird aufgrund geringerer finanzieller Mittel und eingeschränkter Mobilität kleiner.

Dies ist eine unfreiwillige Reise, der wir uns stellen müssen. Vorbereitet zu sein, beseitigt zwar nicht die Schwierigkeiten, aber es kann uns Werkzeuge an die Hand geben, um mit größerer Widerstandsfähigkeit durch dieses Terrain zu navigieren.

Ein Brief an mein jüngeres Ich

Lieber 20-Jähriger Mark

Ich schreibe dir aus der Zukunft, 30 Jahre später, um dich auf die Reise vorzubereiten, die dich mit einer langwierigen Krankheit und Schmerzen erwartet. Dieser Weg wird schwierig sein, aber mit der richtigen Einstellung und den richtigen Hilfsmitteln wirst du eine Stärke in dir entdecken, von der du nie gewusst hast, dass du sie hast.

Emotionale Widerstandsfähigkeit

- *Erkenne deine Trauer an*: Erlaube dir, um die Zukunft zu trauern, die du dir vorgestellt hast. Diese Trauer ist ein natürlicher Teil deiner Reise.
- *Übe Selbstmitgefühl*: Sei freundlich zu dir selbst, besonders an schwierigen Tagen.
- *Entwickle Achtsamkeitsfähigkeiten:* Lerne Techniken wie Meditation und Body Scans, um Schmerzen zu bewältigen und Stress abzubauen.

Persönliches Wachstum

- *Resilienz entwickeln:* Setzen dir realistische Ziele und konzentriere dich auf das, was du kontrollieren kannst.
- *Suche den Sinn deiner Erfahrungen:* Nutze deinen Weg für dein persönliches Wachstum und um anderen zu helfen.
- *Übe radikale Akzeptanz:* Akzeptiere deine Realität ohne Widerstand, um Energie zu sparen. Der Kampf gegen den Schmerz versetzt deinen Körper in einen akuten Stresszustand, der deine Schmerzen verstärken kann.
- *Entwickle eine Wachstumsmentalität:* Betrachte Herausforderungen als Chancen zum Lernen und zur Anpassung.

Gesundheitsmanagement

- *Bewahre deine Autonomie:* Bleibe an deinen Behandlungsentscheidungen beteiligt.
- *Priorisiere deine psychische Gesundheit:* Suche bei Bedarf professionelle Hilfe auf.
- *Setze Grenzen:* Lerne Nein zu sagen, um deine Energie zu schützen.
- *Bleibe auf dem Laufenden:* Informiere dich über neue Technologien und Strategien zur Bewältigung deiner Erkrankung.

Bewältigungsstrategien

- *Entdecke kreative Betätigungsfelder:* Nimm an therapeutischen Aktivitäten teil, um ein Erfolgserlebnis zu erzielen.
- *Baue dir ein Unterstützungsnetzwerk auf:* Knüpfe Kontakte zu Menschen, die deinen Weg verstehen.
- *Lerne von anderen:* Engagiere dich in Selbsthilfegruppen und Gemeinschaften.
- *Sei skeptisch gegenüber ‹Wundermitteln›:* Sei vorsichtig bei schnellen Heilmitteln und -verfahren.
- *Denke in Zyklen:* Denke in schwierigen Zeiten daran, dass bessere Tage kommen werden.
- *Investiere in deine Gesundheit:* Lege Wert auf einen ausgewogenen Lebensstil mit gesunden Gewohnheiten, ausreichend Schlaf und Ruhezeiten.
- *Gehe mit ungebetenen Ratschlägen taktvoll um:* Vertraue deinem Urteilsvermögen und deinem (medizinischen) Team.

Denke daran Mark, du bist stärker als du glaubst. Deine Reise wird dir zeigen, wie viel Widerstandskraft, Mitgefühl und Weisheit in dir steckt. Nimm deine Verletzlichkeit an, denn sie ist der Ursprung von Mut und Verbundenheit. Deine Erfahrungen werden dich zu einem Menschen mit tiefem Einfühlungsvermögen und Einsicht machen.

Chronische Krankheiten werden einen Keil zwischen dir und deinem Leben treiben. Bleibe mit anderen in Verbindung, mit deinen Freund:innen und deiner Familie und mit deinem ganzen Selbst.

Du schaffst das. Nimm jeden Tag, wie er kommt, und sei dir bewusst, dass dein zukünftiges Ich dich bei jedem Schritt unterstützt. Der Weg ist steinig, aber eine lebenswerte Zukunft erwartet dich, wenn du im Hier und Jetzt bleibst.

Mit Liebe und Vertrauen in dich.

Dein zukünftiges Selbst

Die Pilgerreise des Schmerzes

Die Erfahrung chronischer Schmerzen und Krankheiten variiert stark je nach Zugang zu medizinischer Versorgung, Mobilität, Sicherheit und sozialer Unterstützung. Die Reise jedes Menschen ist einzigartig, aber das bedeutet nicht, dass wir sie alleine gehen müssen. Ich stelle mir chronische Krankheiten oft als eine Pilgerreise vor, auf der wir uns alle befinden. Wir haben unterschiedliche Routen, Geschwindigkeiten, Ziele und Ausrüstung. Aber wir können uns tagsüber oder wenn wir unser Nachtlager aufschlagen, mit anderen Pilgern austauschen. Wir können Erfahrungen austauschen und voneinander lernen.

Ich habe mich früh dazu entschlossen, Verantwortung für meinen Weg zu übernehmen. Ich bin kein Opfer meines Lebenslaufs. Ich weiß nicht, warum ich an verschiedenen Krankheiten leide, aber ich akzeptiere es. Ich habe meinen Frieden damit geschlossen. Es gibt keine Schuld und keine Vorwürfe. Ich versuche, meinen Einfluss auf meine Gesundheit und mein Leben nicht zu überschätzen, aber auch nicht selbstgefällig zu sein.

Eine der besten Entscheidungen, die ich früh getroffen habe, nachdem ich Rat von Menschen erhalten hatte, die viel weiser sind als ich, war, andere einzuladen, mich aktiv auf meiner Reise zu begleiten – sei es nur für ein paar Stunden oder auf lange Sicht. Ich teile mit anderen, wenn die Schmerzen aufflammen. Ich erzähle Freund:innen und Familie von Arztterminen. Ich kommuniziere ehrlich, wenn ich Mut habe und wenn ich zu kämpfen habe.

Diese Offenheit hat sich äußerst positiv auf meine Erfahrungen mit chronischer Krankheit ausgewirkt. Wie die Forscherin Brené Brown gezeigt hat, hat das Teilen von Verletzlichkeit mehrere wichtige Vorteile: Es fördert authentische Beziehungen, stärkt Mut und Widerstandsfähigkeit, regt zu Innovation an, verringert Scham und Isolation, schafft Vertrauen in Beziehungen und verbessert die psychische Gesundheit, indem es emotionale Erleichterung und Unterstützung bietet. Verletzlichkeit ist keine Schwäche, sondern eine Stärke, die unsere Beziehungen bereichert und Heilung fördert.

Eine Botschaft an Gesundheitsdienstleistende

Ich möchte mich an professionelle Pflegekräfte wenden, die Menschen mit chronischen Schmerzen unterstützen. Sie spielen eine entscheidende Rolle dabei, uns zu helfen, unsere Erkrankungen zu akzeptieren, damit umzugehen und so gut wie möglich damit zu leben.

Lassen Sie mich eine persönliche Erfahrung schildern. Ich befand mich in einer besonders schwierigen Phase, da ich gerade meinen Hausarzt verloren hatte, der verärgert war, dass ich einen Schmerzspezialisten aufgesucht hatte, den er nicht befürwortete. Ich hatte zwei Monate in einer Rehabilitationsklinik verbracht, um mich von den hochdosierten Opiaten zu entwöhnen, die ich seit Jahren eingenommen hatte. Ich stand an einem Scheideweg und bereitete mich gleichzeitig auf den Tod und auf das Leben vor. Ich war mir unsicher, wo ich angemessene medizinische Unterstützung finden konnte, und obwohl ich in der Reha neue Techniken zur Schmerzbehandlung kennengelernt hatte, fühlte ich mich überfordert.

Eines Tages erhielt ich einen unerwarteten Anruf von einem renommierten Rheumatologen, den ich Jahre zuvor konsultiert hatte. Er rief einfach an, um sich nach meinem Befinden zu erkundigen, und lud mich ein, seine Privatpraxis zu besuchen. Diese kleine Geste professioneller Fürsorge veränderte den Verlauf meiner Behandlung und gab mir neue Perspektiven und Hoffnung.

Während unserer Konsultation gestand ich ihm meine Angst, dass er, wie andere auch, mich irgendwann aufgeben würde, wenn er mit einer schwer zu diagnostizierenden und noch schwerer zu behandelnden Erkrankung, konfrontiert wäre. Er sah mich direkt an und sagte: «Ich werde Sie niemals aufgeben, und wir werden immer nach einem Plan B, C, D, E oder was auch immer nötig ist, suchen.» Bis heute ist er mein Facharzt, und sein Engagement hat den entscheidenden Unterschied gemacht.

Die Abhängigkeit von Patient:innen von medizinischen Fachkräften wird oft unterschätzt. Aus professioneller Sicht mögen wir Kunden und Einnahmequellen darstellen. Aber aus unserer Sicht halten Sie den Schlüssel zu Behandlungen, Medikamenten und Wissen in der Hand, die unsere Lebensqualität tiefgreifend beeinflussen.

Als Gesundheitsdienstleistende sind Sie in einer einzigartigen Position, um Patient:innen zu einer aktiven Akzeptanz chronischer Schmerzen zu führen. Dies erfordert einen unvoreingenommenen Ansatz, der Schmerzen als komplex und nicht einfach nur als negativ anerkennt.

Die Schmerzlinderung bleibt zwar wichtig, aber die Behandlung sollte auch Folgendes umfassen:

- Strategien zur Akzeptanz und Anpassung an ein gewisses Maß an anhaltenden Schmerzen.
- Methoden für ein effektives Leben trotz Schmerzen.
- Ganzheitliche Ansätze, die das allgemeine Wohlbefinden fördern.
- Techniken zur Unterstützung des sozialen Umfelds der Patient:innen, das unter der Belastung durch chronische Erkrankungen oft leidet.

Indem Sie die Behandlung über die reine Symptomlinderung hinaus erweitern, können Sie Patient:innen dabei helfen, Widerstandsfähigkeit zu entwickeln, ihre Lebensqualität zu erhalten und wichtige soziale Kontakte zu pflegen. Damit wird anerkannt, dass eine vollständige Schmerzbefreiung zwar unmöglich sein mag, ein erfülltes Leben mit kontrollierten Schmerzen jedoch weiterhin erreichbar ist.

Ihre Rolle geht über die Behandlung von Symptomen hinaus; sie umfasst auch die Befähigung der Patient:innen, ihre Selbstbestimmung zurückzugewinnen, und die Förderung eines unterstützenden Umfelds, das langfristiges Wohlbefinden ermöglicht.

An Familien, Freund:innen und Kolleg:innen

Sie sind die oft unsichtbaren, aber lebensverändernden Held:innen in unserem Leben. Vielen Dank, dass Sie die vielen kurzfristigen Planänderungen ertragen, weil Schmerzen unser Leben durcheinanderbringen. Am Ende bringen sie die Kinder alleine zu Familientreffen, bereiten das Bad vor, kochen das Essen, füllen Wärmflaschen, waschen die Wäsche, warten in Cafeterias von Krankenhäusern, nehmen alleine an Elternsprechtagen teil, geben Ratschläge, sind unser Verstand, wenn Schmerzen unser Urteilsvermögen trüben, und sind unser Herz, wenn Erschöpfung unser Licht löscht. Eure Unterstützung ist von unschätzbarem Wert.

Worte können nicht vollständig ausdrücken, wie bedeutungsvoll und wertvoll euer unerschütterliches Engagement ist. Ihr seht uns in unseren verletzlichsten Momenten, wenn wir unsere Masken für die Außenwelt ablegen, und ihr liebt uns trotz allem weiterhin. Das ist vielleicht das größte Geschenk, das jemand machen kann.

Kulturelle und religiöse Einflüsse auf das Schmerzerlebnis

Unsere Wahrnehmung, unser Ausdruck und unser Umgang mit Schmerzen und Krankheiten sind tief in einem breiteren gesellschaftlichen Kontext verwurzelt. Kulturelle Normen, religiöse Überzeugungen und soziale Strukturen spielen eine entscheidende Rolle dabei, wie wir chronische Erkrankungen verstehen und damit umgehen.

Kulturelle Einflüsse

Der kulturelle Hintergrund hat einen erheblichen Einfluss darauf, wie Menschen chronische Erkrankungen und Schmerzen wahrnehmen, ausdrücken und damit umgehen. Untersuchungen zeigen, dass kulturelle Normen die Ausdrucksweise von Schmerzen beeinflussen, wobei einige Kulturen Stoizismus fördern, während andere eher expressiv sind. Diese Unterschiede wirken sich darauf aus, wie Patient:innen ihre Symptome kommunizieren und wie Gesundheitsdienstleistende diese interpretieren. Kulturelle Vorstellungen von Gesundheit und Krankheit prägen das Verständnis der Patient:innen für ihre Erkrankungen und Behandlungsansätze. Einige traditionelle Medizinrichtungen betrachten Gesundheit als ein Gleichgewicht der Energien, während die westliche Biomedizin sich auf physiologische Prozesse konzentriert.

Religiöse und spirituelle Überzeugungen

Religiöse und spirituelle Überzeugungen bieten vielen Patient:innen oft Trost und Sinn und dienen als wichtige Bewältigungsmechanismen. Diese Überzeugungen können jedoch manchmal zu Konflikten mit medizinischen Ratschlägen führen, insbesondere wenn Krankheit als göttliche Strafe oder Prüfung angesehen wird. In Regionen mit begrenztem Zugang zu moderner Gesundheitsversorgung dienen religiöse Überzeugungen und Praktiken oft als umfassende Gesundheitssysteme. Dies äußert sich auf verschiedene Weise, darunter spirituelle Heilungszeremonien, Gebets- und Meditationssitzungen sowie traditionelle pflanzliche Heilmittel. Religiöse Gemeinschaften leisten im Rahmen ihrer spirituellen Aufgabe häufig wichtige praktische Unterstützung. Diese religiösen Ansätze bieten zwar Vorteile – sie geben Hoffnung, emotionalen Trost, ein Gefühl der Kontrolle und Unterstützung durch die Gemeinschaft –, können jedoch manchmal die medizinische Behandlung verzögern, wenn diese verfügbar ist. Da sich der Zugang zur Gesundheitsversorgung weltweit verbessert, kann die Integration dieser tief verwurzelten religiösen und kulturellen Praktiken in die moderne Medizin jedoch zu effektiveren, kulturell sensiblen Versorgungsmodellen führen.

Soziale Strukturen und Unterstützung

Soziale Unterstützungsstrukturen variieren stark zwischen den verschiedenen Kulturen. In einigen Gesellschaften bieten erweiterte Familiennetzwerke eine wichtige Unterstützung bei der Pflege, während in anderen Gesellschaften professionelle Pflege oder die Unterstützung durch die Kernfamilie üblicher ist. Kulturelle Einstellungen gegenüber bestimmten Krankheiten können zu Stigmatisierung führen und die Bereitschaft eines Patienten, einer Patientin beeinträchtigen, sich in Behandlung zu begeben oder seine Erkrankung offenzulegen. Die Integration traditioneller Heilmethoden in die moderne Medizin manifestiert sich von Kultur zu Kultur auf vielfältige Weise, manchmal als Ergänzung zu Standardtherapien, manchmal als Konfliktquelle. Sprache und Kommunikationsstile unterscheiden sich von Kultur zu Kultur und beeinflussen, wie Gesundheitsdienstleistende und Patient:innen Symptome beschreiben und verstehen.

Unseren Weg nach vorne finden

Aus menschlicher Sicht sollte es chronische Schmerzen genauso wenig geben wie Erdbeben und Naturkatastrophen. Aber es hat wenig Sinn, gegen diese Realitäten anzukämpfen oder sich endlos mit den Ursachen zu beschäftigen. Stattdessen sollten wir unsere Energie lieber darauf verwenden, zu diskutieren, wie wir diese Herausforderungen effektiv bewältigen können.

Der Bereich der chronischen Schmerzen – von Ralph Waldo Emerson als ‹Haus des Schmerzes› bezeichnet – ist nach wie vor weitgehend unerforschtes Terrain. Wie David Morris in ‹The Culture of Pain› treffend bemerkt: «Chronische Schmerzen können uns in einen Bereich des menschlichen Lebens drängen, über den wir fast nichts wissen ... Sie versetzen Menschen in eine völlig andere Gefühlswelt. Sie umgeben sie mit Stille. In vielerlei

Hinsicht könnte man meinen, dass Menschen mit chronischen Schmerzen genauso gut auf dem Mond stehen könnten.»

Doch selbst in diesem fernen, herausfordernden Terrain sind Verbindungen möglich. Verständnis ist möglich. Und ja, sogar Momente der Freude und Sinnhaftigkeit sind möglich. Dies ist die Reise, die wir in den folgenden Kapiteln gemeinsam weiter erkunden werden.

Zusammenfassung des Kapitels: Wichtigste Erkenntnisse

1. Chronische Schmerzen und Langzeiterkrankungen führen zu einer deutlichen Trennung zwischen ‹vorher und nachher› im Leben und verändern jeden Aspekt des Alltags.
2. Die Erfahrungen mit Krankheiten werden durch den Zugang zu Ressourcen und Unterstützung geprägt, wobei chronische Erkrankungen oft mit Wohlstand, ethnischer Zugehörigkeit und Nationalität zusammenhängen.
3. Chronische Schmerzen sind eine komplexe, facettenreiche Erfahrung, die über körperliche Empfindungen hinausgeht und alle Aspekte des Lebens beeinflusst. Sie werden oft missverstanden und unterschätzt.
4. Der Aufbau emotionaler Resilienz, die Suche nach persönlichem Wachstum und die Entwicklung effektiver Strategien für das Gesundheitsmanagement und die Bewältigung von Schmerzen sind entscheidend für die Bewältigung des Lebens mit einer chronischen Erkrankung.
5. Gesundheitsdienstleistende spielen eine entscheidende Rolle dabei, Patient:innen zu helfen, chronische Schmerzen aktiv zu akzeptieren und zu bewältigen, indem sie ganzheitliche, unvoreingenommene Ansätze verfolgen, die über die Linderung der Symptome hinausgehen.
6. Die unerschütterliche Unterstützung durch Familie, Freund:innen und Kolleg:innen ist eine Lebensader für

Menschen mit chronischen Erkrankungen, da sie praktische Hilfe und emotionalen Trost bietet.
7. Kulturelle Normen, religiöse Überzeugungen und soziale Strukturen prägen maßgeblich, wie Menschen chronische Schmerzen und Krankheiten wahrnehmen, ausdrücken und bewältigen.
8. Verletzlichkeit und offene Kommunikation über Schmerzerfahrungen können Verbundenheit, Resilienz und Heilung fördern und so der Isolation entgegenwirken, die Menschen mit chronischen Erkrankungen oft empfinden.
9. Auch wenn der Bereich der chronischen Schmerzen noch weitgehend unerforscht ist, bietet die Konzentration darauf, wie man trotz der Herausforderungen gut leben kann, einen Weg nach vorne.

Im nächsten Kapitel werden wir uns mit den vielfältigen Erfahrungen von Langzeiterkrankungen und chronischen Schmerzen befassen und dabei die Gemeinsamkeiten dieser Lebenswege sowie die besonderen Herausforderungen untersuchen, die sich aus den verschiedenen Erkrankungen ergeben. Anhand persönlicher Geschichten und Meinungen von Expert:innen werden wir ein differenziertes Bild vom Leben im ‹Haus des Schmerzes› und von der unglaublichen Widerstandsfähigkeit seiner Bewohner zeichnen.

«Meine Krankheiten bieten mir eine andere Perspektive auf das Leben. Wenn man mit chronischen Schmerzen aufwächst, lernt man, gute Tage und kleine Dinge viel bewusster zu schätzen – einfach, weil nichts mehr selbstverständlich ist. In diesem Sinne bin ich zutiefst dankbar. Andererseits kenne ich auch die Schattenseiten: Tage, an denen schon das Aufstehen eine Herausforderung ist, an denen Treppen wie unüberwindbare Hindernisse erscheinen und selbst das Sitzen eine Belastung für die Gelenke darstellt.»

Seraina Schoch

3
Die Erzählung vom Schmerz neu schreiben:
Verletzlichkeit, Akzeptanz und Empowerment

Es war 3 Uhr morgens, als ich mich wieder auf dem Badezimmerboden wiederfand, meine Schulter pochte mit der mir vertrauten Intensität. In diesem Moment, als ich eine Flasche Schmerzmittel umklammerte, die ich kaum öffnen konnte, wurde mir klar, dass sich etwas ändern musste. Nicht meine Schmerzen – ich hatte jahrelang erfolglos versucht, diese zu ändern –, sondern meine Beziehung zu ihnen. In diesem Kapitel geht es um diese Veränderung: davon, gegen unsere Realität anzukämpfen, hin zu ihr, sie anzunehmen und dabei unerwartete Stärke zu finden.

«Manche Menschen glauben, stark zu sein bedeute, niemals Schmerzen zu empfinden. In Wirklichkeit sind die stärksten Menschen diejenigen, die sie empfinden, verstehen und akzeptieren.»

Meine Gesundheit hat ein Geschwisterchen

Seit ich mich erinnern kann, bin ich sehr krank. Und das ist in Ordnung. Emotional ‹mag› ich Schmerzen und Krankheit nicht, aber sie sind ein Teil von mir. Ich habe gelernt, mich selbst zu akzeptieren und zu lieben, sowohl gesund als auch krank.

Ich wünschte mir aufrichtig, ich wäre nicht täglich und stündlich von Schmerzen, Krankheit, Behandlungen und Medikamenten betroffen. Ich vermisse es, Badminton zu spielen, spätabends Konzerte zu besuchen und nicht auf Medikamente angewiesen zu sein, um am Leben zu bleiben.

Die Realität einer Langzeiterkrankung

Bevor ich meine Reise beschreibe, sollten wir uns bewusst machen, womit viele von uns täglich konfrontiert sind. Das Leben mit chronischen Schmerzen und Erkrankungen ist eine transformative Reise, die uns dazu herausfordert, unsere Beziehung zu uns selbst und unserer Umwelt neu zu definieren.

Diese Herausforderungen gehen über die körperlichen Symptome hinaus und führen zu einer Reihe von Komplikationen:

- Sich durch ein komplexes Labyrinth von Arztterminen und Medikamentenplänen navigieren.
- Mit unvorhersehbaren Symptomen umgehen, welche die Planung erschweren.
- Mit Skepsis aufgrund der Unsichtbarkeit vieler Erkrankungen konfrontiert werden.
- Mit den emotionalen Belastungen durch die Trauer über verlorene Fähigkeiten umgehen.
- Mit den Vorurteilen der Gesellschaft umgehen, die zu Gefühlen der Ausgrenzung führen.

Nehmen Sie sich einen Moment Zeit, um über Ihren Weg nachzudenken. Wie haben sich diese Herausforderungen in Ihrem Leben manifestiert? Was wäre, wenn der Weg nach vorne nicht darin besteht, gegen Ihre Realität anzukämpfen, sondern zu lernen, sie klar zu sehen? Diese ehrliche Einschätzung ist zwar möglicherweise unangenehm, aber sie ist der erste Schritt zu einer tiefgreifenden Veränderung Ihrer Beziehung zu Ihrer Krankheit und zu sich selbst.

Der Weg zur Akzeptanz

Auf meinem komplexen Weg mit chronischen Schmerzen schwankte ich zwischen Verleugnung, Verhandeln und Akzeptanz wie ein Flipperball in einer Maschine, deren Flipper alle von meinem hartnäckigen Stolz gesteuert wurden. Jahrelang spielte ich die Rolle der ‹völlig gesunden Person›, die einen Tony Award verdient hätte, und ruinierte wiederholt meine Gesundheit, indem ich Einschränkungen ignorierte, die lauter schrien als eine Autoalarmanlage um 4 Uhr morgens. In der Öffentlichkeit funktionierte ich wie jeder andere gesunde Mensch, privat zahlte ich den Preis mit Zinsen, die einen Kredithai erröten lassen würden. Ich unterrichtete an der Uni und eilte dann zur öffentlichen Toilette, um mich vor Schmerzen zu übergeben.

Meine Krankenakte wurde dicker als eine Fantasy-Romanreihe – allein meine Schulter spielte in mehr als 12 chirurgischen Episoden mit, einer medizinischen Seifenoper mit zu vielen Staffeln. Jedes Mal arbeitete ich mich zurück zur ‹Gesundheit›, nur um mich sechs Monate später mit einer Reihe von Komplikationen konfrontiert zu sehen. Ich brach nach Besprechungen zusammen und fiel vor Schmerzen in Ohnmacht, bis einige brutal ehrliche Freund:innen und die weiße Flagge der Erschöpfung meines Körpers mich schließlich davon überzeugten, dass meine Verleugnungsstrategie in den Ruhestand gehen musste.

Meine Wutphasen tarnten sich geschickt als Hyperaktivität und Leistungsfähigkeit – als ob ich durch das Abarbeiten meiner To-do-Liste irgendwie meiner Diagnose entkommen könnte. Ich beschäftigte mich mit Religion, Spiritualität und genügend Selbstoptimierungsstrategien, um die Selbsthilfeabteilung einer Buchhandlung zu füllen. Obwohl dies wichtige Faktoren für die Resilienz sein können, benutzte ich sie wie emotionales Klebeband – eine vorübergehende Lösung, um die eigentliche Reparaturarbeit der Akzeptanz zu vermeiden. Die Depression kam in kleinen Dosen der Einsamkeit, meist während der Nachtschicht, als ich mit Schmerzen, Einsamkeit und der immensen Unsicherheit kämpfte, die mit dem unerwünschten Mitbewohner namens ‹chronische Krankheit› einhergeht.

In Phasen der Akzeptanz stelle ich mich endlich der Realität, sowohl gesund als auch krank zu sein – nicht als Entweder-oder-Entscheidung, sondern als komplexe ‹Ja-und›-Improvisation. Ich nehme meine aktuelle Realität mit einem klaren ‹Ja› an und finde mich überraschenderweise im Reinen mit meinem körperlichen, emotionalen und spirituellen Zustand – mit allen Kampfnarben.

PROBIEREN SIE FOLGENDES AUS: Achten Sie darauf, in welcher Phase Sie sich normalerweise befinden, wenn Sie mit gesundheitlichen Herausforderungen konfrontiert sind. Beobachten Sie Ihre Muster einfach, ohne sie zu bewerten. Dieses Bewusstsein ist der erste Schritt, um die Phasen leichter zu durchlaufen.

Die Kraft der Verletzlichkeit

Als ich begann, meine Realität zu akzeptieren, stellte ich fest, dass die nächste Herausforderung darin bestand, auch anderen zu erlauben, sie zu sehen. Verletzlichkeit, die oft als Schwäche missverstanden wird, ist in Wirklichkeit ein mächtiges Werkzeug für Verbindung, Wachstum und authentisches Leben, wenn wir mit Krankheit umgehen.

Ich erinnere mich an einen entscheidenden Moment auf meinem Weg. Es war die Hochzeit eines engen Freundes, ein Ereignis, auf das ich mich seit Monaten gefreut hatte. Als der Tag näher rückte, verschlimmerten sich meine Symptome erheblich. Normalerweise hätte ich mich durchgebissen und so getan, als wäre alles in Ordnung – ich hätte die Hauptrolle in ‹Der vollkommen gesunde Mensch: Die Fortsetzung› gespielt. Aber dieses Mal war etwas anders.

Mit zitternden Händen rief ich meinen Freund an und gab zu: «Ich habe Probleme. Ich möchte so gerne für dich da sein, aber ich habe so starke Schmerzen. Ich befürchte, dass ich die Zeremonie nicht durchstehen werde.»

Die Stille am anderen Ende der Leitung kam mir endlos vor. Dann hörte ich zu meiner Überraschung ein leises Lachen. «Oh, Gott sei Dank», sagte mein Freund. «Ich habe mir solche Sorgen gemacht, dass du dich überanstrengst. Lass uns gemeinsam eine Lösung finden.»

Dieses Gespräch hat alles verändert. Mein Freund hat mir nicht nur dabei geholfen, eine für meine Gesundheit geeignete Teilnahme zu organisieren (ich habe meine Rede per Videoanruf gehalten), sondern unsere Freundschaft hat sich auch unermesslich vertieft. Indem ich mich verletzlich zeigte, öffnete ich die Tür für echte Unterstützung und Verständnis.

PROBIEREN SIE FOLGENDES AUS: Denken Sie an eine kleine Wahrheit über Ihren Zustand, die Sie jemandem anvertrauen könnten, dem Sie vertrauen. Dieser kleine Schritt in Richtung Verletzlichkeit kann zu tieferen Beziehungen und unerwarteter Unterstützung führen.

Hilfe annehmen und Schuldgefühle überwinden

Uns für Verletzlichkeit zu öffnen, führt natürlich zu einer weiteren Herausforderung – Hilfe anzunehmen. Zu lernen, Unterstützung von anderen anzunehmen, ist ein wichtiger Aspekt bei der Entwicklung einer akzeptierenden Denkweise.

Viele Menschen, die eine Krankheit über einen längeren Zeitraum überstanden haben, kämpfen jedoch mit Schuldgefühlen:

- Gesellschaftlicher Druck, produktiv zu sein (als ob unser Wert mit einem Produktivitätsbarcode verbunden wäre).
- Verinnerlichtes Stigma in Bezug auf Behinderung.
- Sorge, eine Belastung für ihre Angehörigen zu sein.
- Selbstvorwürfe für ihren Zustand.

Trotz dieser Herausforderungen ist es wichtig zu erkennen, dass viele Menschen bereit sind, Unterstützung zu leisten.

Hier sind einige Strategien, um Unterstützung anzunehmen:

1. *Kommunizieren Sie Ihre Bedürfnisse* Machen Sie deutlich, welche Art von Hilfe Ihnen am meisten nützt.
2. *Klären Sie andere auf:* Helfen Sie Freund:innen und Familie, Ihren Zustand zu verstehen.
3. *Nehmen Sie Hilfsangebote an:* Nehmen Sie Hilfe dankbar an, auch wenn es Ihnen zunächst unangenehm ist.
4. *Erwidern Sie die Hilfe, wenn möglich:* Bieten Sie anderen Unterstützung auf eine Weise an, die für Sie funktioniert.
5. *Üben Sie Selbstmitgefühl:* Denken Sie daran, dass der Bedarf an Hilfe Ihren Wert nicht mindert.

Unterstützung anzunehmen ist kein Zeichen von Schwäche, sondern eine Stärke, die es Ihnen ermöglicht, besser mit Ihrer Situation umzugehen und bedeutungsvolle Beziehungen aufrechtzuerhalten. Betrachten Sie es einmal so: Wenn die Rollen vertauscht wären, würden Sie dann nicht auch jemandem helfen wollen, der Ihnen am Herzen liegt?

PROBIEREN SIE FOLGENDES AUS: Wenn Ihnen das nächste Mal jemand Hilfe anbietet, üben Sie, «Ja, danke» zu sagen, ohne Einschränkungen oder Versprechen, sich zu revanchieren. Achten Sie darauf, wie sich das anfühlt, und erinnern Sie sich daran, dass es eine Verbindung schafft und keine Belastung ist, wenn Sie sich von anderen unterstützen lassen.

Der nicht-dualistische Ansatz zum Umgang mit Schmerz

Auf meinem Weg von der Verleugnung über die Akzeptanz bis hin zur Annahme von Unterstützung entdeckte ich eine Philosophie, die meine Beziehung zum Schmerz völlig veränderte. Nicht-Dualismus ist eine philosophische Perspektive, die die Welt als ein einheitliches Ganzes ohne Trennung betrachtet. Im Zusammenhang mit dem Umgang mit Schmerz lenkt der Nicht-Dualismus die Denkweise davon ab, Schmerz als etwas Getrenntes zu betrachten, das es zu vermeiden oder zu überwinden gilt. Stattdessen ermutigt er uns, Schmerz als einen natürlichen Teil des Lebens zu betrachten, den es anzunehmen und zu akzeptieren gilt.

Dieser Ansatz kann besonders für Menschen mit chronischen Schmerzen hilfreich sein, da er den Widerstand und den Kampf gegen den Schmerz verringert. Anstatt eine feindselige Beziehung zu Ihrem Schmerz aufzubauen – ihn wie einen unwillkommenen Eindringling zu behandeln, den Sie ständig zu vertreiben versuchen – können Sie eine friedlichere Akzeptanz Ihrer Situation entwickeln.

Die Macht der Sprache bei der Gestaltung der Realität

Eine praktische Möglichkeit, wie ich das nicht-dualistische Denken angewendet habe, ist die Sprache. Bevor ich mich der Akzeptanz zuwandte, klang meine Sprache oft so:

"Ich brauche ein Schmerzmittel. Ich habe dumme Kopfschmerzen.
Mein blöder Knöchel tut wieder weh. Meine Kopfschmerzen bringen mich um.
Ich fühle mich nach diesem Schmerzangriff wie zusammengeschlagen.»

Durch die Änderung meiner Sprache bin ich akzeptierender geworden. Die Art und Weise, wie wir sprechen, verändert die Art und Weise, wie wir denken. Die Verwendung einer neutralen Sprache ist ein wesentlicher Bestandteil des nicht-dualistischen Denkens, da sie dazu beiträgt, die emotionale Bindung an den Schmerz zu verringern.

Hier sind einige Beispiele dafür, wie ich meine Sprache verändert habe.

- *«Ich habe dumme Kopfschmerzen.» → «Ich habe starke Kopfschmerzen.»*
- *«Mein Knöchel lässt mich wieder im Stich.» → «Ich bin stolz auf das, was mein Körper leistet, und mein Bein und meine Knöchel brauchen heute etwas Unterstützung.»*

- *«Diese Schmerzen bringen mich um.»* → *«Die Schmerzattacke ist gerade sehr intensiv.»*

Diese Veränderungen mögen subtil erscheinen, aber ihre Auswirkungen auf meinen mentalen Zustand waren tiefgreifend. Als ich aufhörte, meinen Körper als einen Feind zu betrachten, der mich betrogen hatte, fand ich Raum für Mitgefühl mir selbst gegenüber, was zuvor nicht möglich gewesen war.

PROBIEREN SIE FOLGENDES AUS: Wenn Sie das nächste Mal Unbehagen verspüren, nehmen Sie sich einen Moment Zeit, um zu beobachten, wie Sie es sich selbst beschreiben. Versuchen Sie dann, es mit einer neutraleren, akzeptierenden Sprache umzuformulieren. Welche Veränderungen bemerken Sie in Ihrer emotionalen Reaktion?

Mit Unvorhersehbarkeit und Ohnmacht umgehen

Der vielleicht schwierigste Aspekt einer chronischen Erkrankung ist nicht das körperliche Unbehagen selbst, sondern die damit verbundene Unvorhersehbarkeit. «Kommst du morgen mit zum Grillen am See?», fragen mich meine Freunde. Mein innerer Dialog antwortet mit einem «Inshallah» (so Gott will). Wer weiß schon, wie stark die Nebenwirkungen einer Behandlung oder die Entzündungswelle sein werden? Ich äußere oft meinen Wunsch, verpflichte mich aber nicht zu etwas, das außerhalb meiner Kontrolle liegt.

Zu den größten Herausforderungen von Schmerzen und Krankheit gehören nicht unbedingt die unmittelbaren Beschwerden, sondern die ständige Unvorhersehbarkeit und der Verlust der Kontrolle über den eigenen Tagesablauf. Es ist, als würde man versuchen, ein Auto zu fahren, bei dem jemand anderes willkürlich das Lenkrad übernimmt oder auf die Bremse tritt – man weiß nie, wann man gezwungen ist, den Kurs zu ändern.

Ich habe Kraft darin gefunden, die Vergänglichkeit zu verstehen – zu erkennen, dass alles, auch der Schmerz, vorübergehend ist und sich ständig verändert. Immer wieder finde ich mich in der Dunkelheit der Nacht wieder, verloren im Abgrund einer Schmerzflut, und denke: «Wann, wann, wann wird dieser Schmerz endlich aufhören?» Und dann höre ich die fürsorglichen Stimmen meiner Lieben, die mir zuflüstern: «Auch das wird vorübergehen. Auch das wird vorübergehen.»

PROBIEREN SIE FOLGENDES AUS: simple plan with multiple options for how to respond to different pain scenarios. Having these choices ready can help you maintain a sense of agency even during difficult moments. For example, if pain makes attending an event impossible, what are three alternative ways you might connect with loved ones that day?

Werkzeuge zum Üben von Akzeptanz

Akzeptanz ist keine Ressource, die wir kaufen und im Regal aufbewahren können. Sie ist eine Gewohnheit, ein Muskel, der wiederholt trainiert werden muss – an schwierigen Tagen manchmal stündlich. Hier sind einige Werkzeuge, die mir bei meiner täglichen Praxis der Akzeptanz geholfen haben:

Gewaltfreie Kommunikation (NVC)

Die vom Psychologen Marshall Rosenberg entwickelte Gewaltfreie Kommunikation konzentriert sich auf Selbstempathie, Empathie für andere und ehrlichen Ausdruck in vier Schritten:

1. Beobachten Sie, was geschieht, ohne zu urteilen.
2. Drücken Sie die Gefühle aus, die durch diese Beobachtung ausgelöst werden.
3. Identifizieren Sie die Bedürfnisse, die diese Gefühle auslösen.
4. Stellen Sie eine konkrete Bitte, um das identifizierte Bedürfnis zu erfüllen.

So wende ich dies auf Schmerzen an:

Wenn ich vor einer geplanten gesellschaftlichen Veranstaltung verstärkte Gelenkschmerzen habe, könnte ich Folgendes üben:

- *Beobachtung*: «Meine Gelenke schmerzen heute stärker als sonst, und heute Abend habe ich ein Familientreffen.»
- *Gefühle:* «Ich bin ängstlich und enttäuscht.»
- Bedürfnisse: «Ich brauche sowohl Ruhe als auch den Kontakt zu meiner Familie.»
- *Anfrage:* «Ich werde fragen, ob ich nur zum Abendessen kommen und die Nachmittagsaktivitäten auslassen kann.»

Dieser Prozess hilft mir, meine Realität ohne Wertung anzuerkennen und konstruktive Wege zu finden, um meine Bedürfnisse zu erfüllen. Anstatt mich in Frustration zu verlieren («Warum ausgerechnet heute?!»), kann ich mich auf praktische Lösungen konzentrieren, die sowohl meine Grenzen als auch meine Wünsche berücksichtigen

Akzeptanz- und Commitment-Therapie (ACT)

Ein weiterer wirkungsvoller Ansatz in meinem Werkzeugkasten ist die Akzeptanz- und Commitment-Therapie (ACT), die von Dr. Steven C. Hayes, klinischer Psychologe und Professor an der Universität von Nevada, Reno, entwickelt wurde. Die Akzeptanz- und Commitment-Therapie lehrt, dass der Kampf gegen den Schmerz oft das Leiden vertieft. Anstatt zu versuchen, schwierige Gedanken und Emotionen zu beseitigen, ermutigt die Akzeptanz- und Commitment-Therapie dazu, sie als Teil des Lebens zu akzeptieren und sich gleichzeitig zu Handlungen zu verpflichten, die mit den persönlichen Werten übereinstimmen.

Durch die Förderung psychologischer Flexibilität hilft dieser Ansatz Menschen, auch in Anwesenheit von Schmerz ein sinnvolles Leben zu führen. Wenn ich mich auf das konzentriere, was mir wichtig ist – Verbundenheit, Kreativität, Mitgefühl –, anstatt Unbehagen zu beseitigen, finde ich eine Freiheit, die keine ‹perfekte Heilung› bieten könnte.

Frieden finden durch Akzeptanz

Akzeptanz beginnt damit, die Realität klar zu sehen. Es ist der mutigste Ansatz, den es gibt, und er ist der einzige gesunde

Nährboden für Hoffnung. Wenn wir aufhören, Energie damit zu verschwenden, gegen das zu kämpfen, was ist, können wir diese Energie darauf verwenden, ein sinnvolles Leben unter unseren gegebenen Umständen zu schaffen.

Eine Möglichkeit, wie ich diese Akzeptanz kultiviere, besteht darin, meine Schmerzerfahrung neu zu definieren. Ich versuche, meinen Blickwinkel zu erweitern, indem ich die Probleme anderer betrachte – Menschen, die mit chronischen Krankheiten im Gefängnis leben, Menschen in armen Regionen Bangladeschs, die keinen Zugang zu medizinischer Versorgung oder Medikamenten haben, und andere, die keine Krankenversicherung haben. Das Nachdenken über diese Realitäten hilft mir, meine eigenen Herausforderungen zu relativieren, und fördert sowohl Dankbarkeit als auch Empathie. Auf diese Weise arbeiten Akzeptanz und Umdeutung Hand in Hand, um Resilienz und Hoffnung zu fördern.

Wichtige Erkenntnisse:
- Bei Akzeptanz geht es nicht darum, deine Situation zu mögen.
- Sondern darum, die Realität anzuerkennen, ohne Energie darauf zu verschwenden, sie zu leugnen.
- Es geht darum, alle Fakten anzuerkennen und den besten Weg zu finden, um voranzukommen.
- Dies erfordert kontinuierliche Übung und Geduld mit dir selbst.
- Es öffnet die Tür zu tieferen Verbindungen mit anderen und dir selbst.

Durch Akzeptanz löschen wir unsere Herausforderungen nicht aus, sondern finden einen neuen Weg, mit ihnen zu leben – einen Weg, der unsere Würde bewahrt, unsere Beziehungen pflegt und Momente der Freude auch inmitten von Schwierigkeiten gedeihen lässt.

Wie George Orwell treffend bemerkte: «Glück kann nur in Akzeptanz existieren.» Indem wir unsere gesamte Realität –

Schmerz, Einschränkungen und alles andere – annehmen, schaffen wir paradoxerweise Raum für mehr Frieden und sogar Freude in unserem Leben. Der Weg ist nicht linear, und wir durchlaufen möglicherweise viele Zyklen von Verleugnung, Wut und Akzeptanz. Aber mit jedem Zyklus entwickeln wir eine größere Fähigkeit, unsere Realität mit Mitgefühl anzunehmen und Sinn nicht trotz unserer Herausforderungen, sondern neben ihnen zu finden.

PROBIEREN SIE FOLGENDES AUS: Identifizieren Sie am Ende jedes Tages dieser Woche einen Moment, in dem Sie die Akzeptanz Ihrer Situation geübt haben. Das kann so einfach sein wie das Anerkennen von Schmerz, ohne ihn zu bekämpfen, oder das Anpassen von Plänen an Ihre Bedürfnisse, ohne sich selbst zu kritisieren. Feiern Sie diese kleinen Siege – sie sind die Bausteine für eine friedlichere Beziehung zu Ihrem Körper und Ihrem Leben.

4
Jenseits der Ausdauer:
Verändern Sie Ihre Beziehung zum Schmerz

«Leiden hängt in der Regel damit zusammen, dass man sich wünscht, die Dinge wären anders, als sie sind.»

Allan Lokos

Ich schrecke aus dem Schlaf hoch, mein Körper schreit in einer Sprache, die nur ich verstehen kann. Die Digitaluhr auf meinem Nachttisch zeigt 2:17 Uhr morgens an, aber Zeit bedeutet in diesem Moment wenig. Der Schmerz hat seine eigene Uhr, seinen eigenen Kalender, sein eigenes Universum.

Die unausweichliche Landschaft des Schmerzes

Das Erste, was ich beim Aufwachen spüre, ist ein brennender Krampf in meinem Nacken und im Hinterkopf. Beide Knöchel pochen, und ich verspüre eine starke Steifheit, die mich dazu bringt, mich bewegen zu wollen, aber ich kann es nicht. Zuerst gerate ich in Panik, aber dann kommt meine Erinnerung zurück und ich denke: «Ich schaffe das. Es ist dasselbe wie gestern.» Ich drehe mich langsam um und versuche, mich aufzusetzen. Mein Mund ist normalerweise völlig ausgetrocknet. Die Säure meiner Gastritis steigt hoch und brennt in meinem Hals und Mund. Dann schießt eine rote Flamme von meiner Schulter über meinen Arm bis in meine Hand und hinterlässt ein brennendes und dann taubes Gefühl.

So beginnt mein Tag – nicht an manchen Tagen, sondern an den meisten Tagen

Jüngsten Studien zufolge leiden in der Schweiz schätzungsweise 1,5 Millionen Menschen täglich unter akuten oder chronischen Schmerzen. Das sind etwa 17 % der Bevölkerung. Wir sind keine kleine Minderheit, sondern ein bedeutender, aber oft ungehört und marginalisierter Teil der Gesellschaft. Hinter jeder Statistik verbirgt sich eine persönliche Geschichte – eine einzigartige Reise voller Herausforderungen, Widerstandsfähigkeit und Anpassung.

In diesem Kapitel werde ich meine Reise als ‹Schmerzexpertin› schildern, nicht aufgrund meines Berufs, sondern aufgrund meiner Lebenserfahrung. Seit meinem neunten Lebensjahr hat der Schmerz mein Gehirn umprogrammiert und mein gesamtes Wesen verändert. Das Schöne an dieser Reise ist, dass wir nicht nur Leser des Buches des Schmerzes sind, sondern auch zu Autoren unserer eigenen Geschichte werden können – wir werden von Opfern zu Überlebenden.

PROBIEREN SIE FOLGENDES AUS: Nehmen Sie sich einen Moment Zeit, um herauszufinden, welche Teile Ihrer Schmerzerfahrung Sie als unveränderliche Tatsachen betrachten und in welchen Bereichen Sie die Autorenschaft Ihrer Geschichte zurückgewinnen könnten. Allein das Bewusstwerden dieser Unterscheidung kann Ihre Beziehung zum Schmerz verändern.

Navigieren durch verschiedene Welten: akute vs. chronische Schmerzen

Körperliche Schmerzen zu haben bedeutet, in einer Parallelwelt zu leben, weit entfernt von den vertrauten Landschaften, die die meisten Menschen teilen. Was anderen hilft, glücklich zu sein, funktioniert bei mir nicht und kann dazu führen, dass ich mich ausgeschlossen oder einsam fühle. Manchmal warte ich, bis der

Schmerz nachlässt, damit ich wieder am Leben der anderen teilhaben kann. Aber wenn der Schmerz chronisch wird – ein allgegenwärtiger Begleiter –, bedeutet Warten, das Leben selbst zu verpassen. Für einen Menschen mit chronischen, wiederkehrenden Schmerzen gibt es kein ‹Normal›.

Das Verständnis des Unterschieds zwischen akuten und chronischen Schmerzen bildet eine wichtige Grundlage für die Entwicklung wirksamer Maßnahmen:

Akuter Schmerz:
- Tritt plötzlich aufgrund einer bestimmten Ursache auf.
- Ist stechend, dauert in der Regel bis zu sechs Monate.
- Dient einem biologischen Zweck als Warnsignal.
- Verschwindet, wenn die zugrunde liegende Ursache behoben ist.

Chronische Schmerzen:
- Sind andauernd, dauern in der Regel länger als sechs Monate.
- Bestehen über die normale Heilungsdauer hinaus.
- Haben möglicherweise keine erkennbare körperliche Ursache.
- Entwickeln ein Eigenleben und hinterlassen ‹Schmerzspuren› im Nervensystem.

Eine besondere Herausforderung bei chronischen Schmerzen liegt in der Wahrnehmung anderer Menschen. Wenn diese wissen, dass Sie nicht todkrank sind, erscheinen Sie ihnen ‹normal› – Sie haben ‹nur› Schmerzen. Das Verständnis, dass chronische Schmerzen selbst eine Pathologie sind, entgeht vielen, sogar einigen Mediziner:innen. Typische Reaktionen sind: «Das geht vorbei», «Sei stark» oder «Konzentriere dich nicht zu sehr darauf». Diese gut gemeinten, aber fehlgeleiteten Kommentare können sich wie Salz in einer offenen Wunde anfühlen – sie schaden mehr, als dass sie helfen.

Die Unvorhersehbarkeit verschärft diese Herausforderung noch. Wie mir kürzlich ein Freund sagte: «Wenn ich wüsste, dass die Schmerzen am Montag, Donnerstag und Freitag stärker sind, könnte ich zumindest an den anderen Tagen Teilzeit arbeiten.»

VERSUCHEN SIE FOLGENDES: Erstellen Sie eine einfache Erklärung für Ihre chronischen Schmerzen, die Sie anderen mitteilen können, die den Unterschied zwischen akuten und chronischen Schmerzen möglicherweise nicht verstehen. Üben Sie, diese Erklärung so zu vermitteln, dass sie aufklärt, ohne defensiv zu klingen. Zum Beispiel:

«Meine Schmerzen sind wie ein Hausgast,
der nie geht – ich musste lernen, damit zu leben,
anstatt darauf zu warten, dass sie verschwinden.»

Meine kulturelle Sichtweise auf Schmerz

Die Art und Weise, wie wir Schmerz verstehen und ausdrücken, ist nicht universell – sie ist stark von unserem kulturellen Hintergrund und unseren Erfahrungen geprägt. Meine Herangehensweise an Schmerz ist einzigartig geprägt von meiner multikulturellen Erziehung. Da ich in den Highlands von Papua-Neuguinea unter dem Stamm der Huli aufgewachsen bin, lernte ich verschiedene Arten kennen, Schmerz auszudrücken und zu kommunizieren. Die Huli verwenden weniger spezifische Wörter für Schmerz, sondern verlassen sich stattdessen auf beschreibende, bildliche Sprache und visuelle Signale. Ein blaues Stirnband steht für einen Kater, ein rotes Stirnband für migräneartige Schmerzen und ein lila Stirnband für Muskelverspannungen.

Diese Erfahrung hat mich gelehrt, dass die Kommunikation von Schmerz über Worte hinausgeht – er ist etwas, das man sehen und nicht nur hören kann. Diese visuelle Sprache des Schmerzes hat beeinflusst, wie ich meine eigenen Schmerzerfahrungen wahrzunehmen und zu beschreiben begann, indem ich sie als real und greifbar und nicht als abstrakte Konzepte erkannte.

Meine kulturelle Identität, geprägt durch meine Kindheit im Pazifik, meine Arbeit in 40 Ländern und meine Wohnorte in der Schweiz und Südostasien, hat mir eine facettenreiche Sichtweise gegeben, durch die ich meinen Schmerz verstehen kann. Wie Vivian Hsueh-Hua Chen bemerkt: «Kulturelle Identität wird durch den Austausch kollektiven Wissens wie Traditionen, Erbe, Sprache, Ästhetik, Normen und Bräuche aufgebaut und aufrechterhalten.» Die Entwicklung meines Verständnisses, meines Sinns und meiner Sprache für Krankheit war entscheidend dafür, dass ich gelernt habe, mit chronischen Schmerzen zu leben.

Unser kultureller Hintergrund prägt nicht nur, wie wir Schmerzen ausdrücken, sondern beeinflusst auch, wie wir ihnen Bedeutung beimessen. In manchen Kulturen wird Leiden als Erlösung angesehen, in anderen als Strafe, in wieder anderen einfach als Teil des Menschseins. Das Verständnis der eigenen kulturellen Sichtweise kann dabei helfen, bewusst zu entscheiden, welche Aspekte für den eigenen Weg hilfreich sind und welche die Möglichkeiten einschränken könnten.

Ein Tag in meiner Schmerzlandschaft

Um zu verstehen, was es bedeutet, mit chronischen Schmerzen zu leben, möchte ich Ihnen einen typischen Tag schildern: Ich pendle zur Arbeit nach Zürich, wo ich einen Workshop mit Polizeibeamten halte. Beim Gehen verspüre ich aufgrund von Entzündungen, teilweise gerissenen Bändern und Flüssigkeitsansammlungen, die zu Schwellungen führen, starke, stechende Schmerzen von den Knöcheln bis in die Füße. Diese Schmerzen verstärken sich im Laufe des Tages, je länger ich stehe. Meine Sicht ist oft verschwommen, da die Schmerzen manchmal das Atmen erschweren und Schwindel verursachen. Die Biologika gegen Entzündungen, die ich alle zwei Wochen als intravenöse Therapie bekomme, verursachen Übelkeit und Schwindel. In der ersten Pause bekomme ich starke Magenkrämpfe, weil ich zum ersten Mal an diesem Tag feste Nahrung zu mir nehme. Während ich mich im Raum bewege, bemerke ich Krämpfe in meinem Knie, wahrscheinlich aufgrund der Belastung meiner

Knöchel. Das Schreiben auf dem Flipchart fällt mir schwer, da die Haut an meinen Händen geschwollen und gerötet ist und sich wie eine Verbrennung zweiten Grades aufgrund der Entzündung anfühlt.

Dies ist ein durchschnittlicher Schmerztag ohne besondere Spitzenwerte. Auf der Schmerzskala erlebe ich Stufen 3 bis 6.

Wenn ich jeden einzelnen Schmerz kategorisieren müsste, würde ich Folgendes identifizieren:
- Nackenkrampf-Kopfschmerzen
- Schulterschmerzen (rechts)
- Knöchelschmerzen (links und rechts)
- Gewebeschmerzen in den Händen
- Fingerschmerzen
- Handgelenkschmerzen
- Knieschmerzen
- Magenkrämpfe

Die traditionelle Schmerzskala von 1 bis 10 – nach wie vor eine der am häufigsten verwendeten Beschreibungsmethoden – offenbart den Mangel an wissenschaftlichen Fortschritten beim Verständnis chronischer Schmerzen. Stellen Sie sich vor, Herzpatient:innen würden gebeten, ihren Zustand auf einer Skala von 1–10 zu bewerten. Angesichts der Unsichtbarkeit und Subjektivität von Schmerzen ist eine wirklich genaue Messung irrelevant. Die Skala passt zu wissenschaftlichen Paradigmen, die eine Quantifizierung verlangen, aber was genau gibt es da zu zählen?

Ich musste diese Skala anpassen, damit sie für meine Erfahrungen aussagekräftig ist:
- *Stufen 1–3*: Anhaltende, nicht bedrohliche Schmerzen, die keine besondere Aufmerksamkeit erfordern.
- *Stufen 4–6:* Schmerzen, die Aufmerksamkeit erfordern und die Atmung beeinträchtigen.

- *Stufen 6–7:* Schmerzen, die volle Aufmerksamkeit erfordern, möglicherweise Bettruhe.
- *Stufen 8–9:* Alarmzustand, der Unterstützung und Überwachung der Vitalfunktionen erfordert.
- *Stufe 10:* Eine Erfahrung, die ich hoffentlich nie erleben werde, um sie beschreiben zu können.

Glücklicherweise gibt es immer mehr neue Hilfsmittel wie Dolography – ein visuelles Kommunikationsmittel, das von Designern und Schmerzspezialisten entwickelt wurde –, die Menschen dabei helfen, ihre subjektiven Schmerzerfahrungen genauer zu kommunizieren. Diese Hilfsmittel erkennen an, was viele von uns mit chronischen Schmerzen schon immer gewusst haben: Schmerz ist komplex, multidimensional und zutiefst persönlich.

PROBIEREN SIE FOLGENDES AUS: Erstellen Sie Ihre eigene personalisierte Schmerzskala, die über Zahlen hinausgeht. Verwenden Sie Farben, Bilder oder Metaphern, die persönlich mit Ihrer Erfahrung übereinstimmen. Teilen Sie diese Skala mit Ihren Gesundheitsdienstleistenden, um die Kommunikation über Ihre Symptome zu verbessern.

Das Gift des Schmerzes: Einsamkeit

«Chronische Schmerzen sind ein langer, langer, langsamer Tod», sagte mir einmal eine Frau mit unerträglichen Rückenschmerzen. Sowohl der Tod als auch chronische Schmerzen sind radikale und exklusive Erfahrungen. In meinen extremsten Schmerzphasen fühle ich mich, als würde ich sterben. Es gibt keine Vergangenheit und keine Zukunft. Die Zeit steht still. Die Gegenwart scheint unendlich. Wie Emily Dickinson schrieb:

«Schmerz – hat ein Element der Leere –
Er kann sich nicht erinnern,
wann er begann – ob es jemals
eine Zeit gab, in der er nicht da war.

Er hat selbst keine Zukunft.
Seine unendlichen Bereiche enthalten.
Seine Vergangenheit ist erleuchtet,
um neue Perioden des Schmerzes wahrzunehmen.»

Wir stehen allein vor dem Tod und erleben Schmerz allein. Es gibt keine Möglichkeit, Schmerz wirklich zu teilen, was einen seiner gefährlichsten Aspekte schafft: Einsamkeit. Die Isolation des Schmerzes ist vielleicht sein giftigstes Element – schädlicher als die körperliche Empfindung selbst. Selbst umgeben von liebevollen Familienmitgliedern und Freund:innen schafft die Erfahrung des Schmerzes eine unsichtbare Barriere, die andere nicht überwinden können.

Schmerz führt auch zu einem tiefgreifenden Kontrollverlust. Ich könnte Konzertkarten kaufen, Freund:innen einladen und mich auf die Veranstaltung freuen, mich aber immer fragen, ob ich tatsächlich daran teilnehmen kann. Die Chancen stehen derzeit wahrscheinlich bei 60 %, dass ich nicht hingehen kann. Oder ich gehe hin, muss aber meine Schmerzmedikamente anpassen und zahle in den folgenden Tagen einen hohen Preis für diese wenigen Stunden des Vergnügens. Wenn dies Jahr für Jahr zu Ihrem Leben wird, fordert das einen hohen Tribut.

Wir können unseren Schmerz zwar nicht direkt teilen, aber wir können unsere Schmerzerfahrungen teilen – und dieses Teilen ist entscheidend für die Heilung. Das Finden von Gemeinschaften, sei es persönlich oder online, in denen andere die besonderen Herausforderungen chronischer Schmerzen verstehen, kann Isolation in Verbundenheit verwandeln. Manchmal kann schon das einfache Wissen, dass man mit seinen Problemen nicht allein ist, das Unerträgliche ein wenig erträglicher machen.

VERSUCHEN SIE FOLGENDES: Finden Sie eine Person, mit der Sie Ihre authentischen Schmerzerfahrungen teilen können. Das bedeutet nicht, sich zu beschweren oder Mitleid zu suchen, sondern Ihre Realität ehrlich auszudrücken und sich selbst zu zeigen. Wenn Sie niemanden in Ihrem unmittelbaren Umfeld haben, sollten Sie in Erwägung ziehen, einer Online-Selbsthilfegruppe für Menschen mit chronischen Schmerzen oder Ihrer spezifischen Erkrankung beizutreten.

Der Vier-Stufen-Schmerzdialog: Lernen, mit Schmerzen zu leben

Als ich in meinen Dreißigern war und die Schmerzepisoden sowohl an Häufigkeit als auch an Intensität zunahmen, konnte ich mich nicht mehr auf Verleugnung und Vermeidung verlassen. Da ich nichts zu verlieren hatte, begab ich mich auf eine Reise, um die Botschaften hinter meinen Schmerzen zu entschlüsseln. Ausgehend von Achtsamkeitspraktiken, Marshall Rosenbergs Gewaltfreier Kommunikation, Prinzipien aus dem Buddhismus, Christentum und Islam sowie der Schmerz-Reprozess-Therapie (PRT) entwickelte ich einen vierstufigen Prozess, um mit meinen Schmerzen umzugehen.

Bei diesem Ansatz geht es nicht darum, Schmerzen zu beseitigen – das ist bei chronischen Erkrankungen selten möglich. Vielmehr geht es darum, unsere Beziehung zu Schmerzen von einer Beziehung der Angst und des Widerstands zu einer Beziehung des Verständnisses und der Reaktion zu verändern. Stellen Sie sich das so vor, als würden Sie lernen, mit einem schwierigen Partner zu tanzen, anstatt gegen ihn anzukämpfen.

Schritt 1: «OK – ich sehe dich!» Schmerz wahrnehmen und beschreiben

Schmerz erfordert Aufmerksamkeit, kann aber eher mit Neugier als mit Angst behandelt werden. Ich nehme mir zunächst einen Moment Zeit, um den Schmerz einfach wahrzunehmen, ohne mich zu beeilen, sondern um richtig einzuschätzen, was gerade passiert. Ich atme zwei- bis dreimal ein und aus und beobachte dann, wie beim Schnorcheln, wenn man Fischen beim Versteckspiel im Riff zusieht.

Schmerzen gibt es in vielen Geschmacksrichtungen, Formen und Ausprägungen. Ich erstelle mentale Bilder davon, wie dieser spezifische Schmerz am besten beschrieben werden kann:

- Einige Schmerzen sind dumpf, andere sind wie Messer oder Äxte.
- Einige treten in kurzen Abständen auf, andere wie vorhersehbare Wellen.
- Einige sind mit Farben gekennzeichnet, die ihre Dringlichkeit anzeigen.
- Einige haben elektrische Energie, während andere wie Eiswürfel sind, die zuerst schmerzen und dann betäuben.

Ich habe mich mit zwanzig bis dreißig verschiedenen Schmerzen vertraut gemacht und kenne sie gut. Mein Ansatz besteht darin, mit vielen Ohren zuzuhören, mit offenem Geist zu fragen und das Vorhandene ohne sofortige Beurteilung zu würdigen.

Um meine Schmerzen zu kartieren, führe ich einen Body Scan durch, wobei ich mich von meinem Scheitel bis zu meinen Zehen vorarbeite und dabei festhalte, was schmerzt und was nicht. Über die traditionelle Schmerzskala von 1 bis 10 hinaus verwende ich Farben und Adjektive, um eine reichhaltigere Beschreibung zu erstellen.

Es gibt viele Möglichkeiten, sich mit den aktuellen Schmerzen vertraut zu machen:

- Die Schmerzen auf einer Körperkarte einzeichnen.
- Ein Bild malen, um die Schmerzen zu veranschaulichen.
- Musik oder Tanz nutzen, um die Schmerzen auszudrücken.

Wenn mir die Worte fehlen, spiele ich oft Klavier, und meine Familie versteht ohne ein einziges Wort, was ich durchmache.

PROBIEREN SIE FOLGENDES AUS: Nehmen Sie sich fünf Minuten Zeit, um einen Body Scan durchzuführen, wobei Sie sich von Kopf bis Fuß bewegen und einfach alle Schmerzempfindungen wahrnehmen, ohne zu versuchen, sie zu verändern. Beschreiben Sie jeden Schmerz in Bezug auf Textur, Temperatur, Farbe oder Geräusch. Diese einfache Übung der achtsamen Beobachtung kann beginnen, Ihre Beziehung zum Schmerz zu verändern.

Schritt 2: «Was ist das?»
Verständnis entwickeln

Sobald Sie Ihren Schmerz wahrgenommen haben, besteht der nächste Schritt darin, ein tieferes Verständnis dafür zu entwickeln.

Es gibt mehrere Modelle zum Verständnis von Schmerz:

- Das medizinische Modell konzentriert sich auf körperliche Ursachen.
- Das psychologische Modell betont Gedanken, Emotionen und Verhaltensweisen.
- Das soziale Modell betrachtet Schmerz als eine Interaktion zwischen dem Individuum und seiner Umgebung.
- Das integrative Modell kombiniert physische, psychologische und soziale Faktoren.

Ich pflege eine neugierige Haltung gegenüber Schmerzen, geleitet von Marcel Prousts Erkenntnis: «Die wahre Entdeckungsreise besteht nicht darin, neue Landschaften zu suchen, sondern mit neuen Augen zu sehen.» Nachdem man jahrelang mit Schmerzen gelebt hat, kann man leicht abstumpfen. Auch wenn die Schmerzen von heute denen von gestern ähneln mögen, ist jede Erfahrung neu.

Ich erinnere mich daran: «Das ist das erste Mal, dass ich diesen Schmerz habe.» Dieses Mantra weckt meine Neugier und hält mich im Hier und Jetzt. Schmerzen lösen Emotionen und Erinnerungen aus – der Schulterschmerz von heute erinnert mich vielleicht an den starken Schmerz von gestern, der zu einer Migräne führte und meine Pläne zunichte machte. Indem ich diese

Assoziation loslasse und mich auf die gegenwärtige Erfahrung konzentriere, schreibe ich ein neues emotionales Drehbuch.

Mein Ansatz besteht darin, mich mit dem Schmerz ‹anzufreunden› oder mich mit ihm vertraut zu machen, indem ich mich frage:
- Was will mir der Schmerz sagen?
- Wie ist seine Intensität, Farbe, Form oder sein Klang?
- Hat er Geschwister in einem anderen Teil meines Körpers?

Anstatt Widerstand zu leisten, übe ich mich in Akzeptanz – nicht als Resignation, sondern als Anerkennung der Realität. Ich wende oft Achtsamkeitstechniken an und atme in Richtung des Schmerzes, anstatt mich von ihm abzuwenden.

Verstehen bedeutet auch zu erkennen, dass Schmerz nicht nur körperlich ist – er hat auch emotionale und kognitive Dimensionen. Die Angst, Wut oder Traurigkeit, die mit dem Schmerz einhergehen, können seine Intensität verstärken. Indem wir diese emotionalen Reaktionen von der körperlichen Empfindung trennen, können wir jeden Aspekt effektiver angehen.

PROBIEREN SIE FOLGENDES AUS: Wenn Sie das nächste Mal Schmerzen haben, versuchen Sie, die damit verbundenen Emotionen zu benennen. Fühlen Sie sich frustriert? Verängstigt? Traurig? Allein schon das Benennen dieser Emotionen kann helfen, Abstand zwischen Ihnen und Ihren automatischen Reaktionen zu schaffen, sodass Sie mehr Auswahlmöglichkeiten haben, wie Sie reagieren.

Schritt 3: Angemessen reagieren

Schmerz zu akzeptieren, bedeutet nicht, dass ich nicht versuche, ihn zu lindern – diese Unterscheidung ist wichtig. Ich beschreibe meine Interaktion mit Schmerz als eine Beziehung oder einen fortlaufenden Dialog, in dem ich versuche, angemessen auf die Situation zu reagieren, die der Schmerz geschaffen hat.

Ich vermeide Konfliktbegriffe wie ‹bekämpfen› oder ‹auslöschen› von Schmerzen. Sprache spiegelt die Realität wider und schafft sie zugleich, daher pflege ich Akzeptanz und freundschaftliche Zusammenarbeit mit meinen Schmerzen. Mein Ziel ist es nicht nur, Schmerzen zu lindern, sondern so gut wie möglich mit meiner aktuellen Realität zu leben.

Nachdem ich meine Schmerzen identifiziert habe, priorisiere ich die dringendsten Botschaften und entwickle einen Aktionsplan, der meinem Kontext, meiner Energie, meiner Erfahrung und den Bedürfnissen der Schmerzen angemessen ist.

Meine goldene Regel lautet, immer einen Aktionsplan zu wählen, der mindestens drei verschiedene Ansätze umfasst und Strategien kombiniert, die sich auf Folgendes beziehen:

1. Denkweise, Emotionen und Bedürfnisse.
2. Praktische, alltägliche Faktoren, die ich beeinflussen kann.
3. Körperliche Symptome.

Hier ist ein Beispiel aus einer kürzlichen Erfahrung:
Ich spürte Hitze, Krämpfe und ein Stechen, das von meinen Ellbogen in meine Schultern, meinen Nacken und meinen Kopf aufstieg. Ich hatte Angst, dass der Schmerz auf Stufe 7 explodieren würde. Als ich erkannte, dass mich die Angst mehr quälte als der eigentliche Schmerz, legte ich sie in einen imaginären Korb und ließ sie auf unserem lokalen Fluss davontreiben. Ich erkannte meine Wut über die Rückkehr des Schmerzes an, akzeptierte sie und entschied mich, Musik zu hören, um eine positive Denkweise zu entwickeln.

Da ich an diesem Morgen an der Universität unterrichtete, gab ich den Studenten Zeit zum Selbststudium, damit ich mich zwischen den Vorlesungen ausruhen konnte, und sagte meine Termine am Nachmittag ab, da ich wusste, dass ich starke Schmerzmittel brauchen würde. Ich informierte meine Frau und meine Freund:innen über meine Bedenken, und sie halfen mir dabei, Notfallpläne zu entwickeln – ein Student sollte mich zum

Bahnhof begleiten und meine Tochter sollte mich am anderen Ende abholen.

Ich trug Tigerbalsam auf, gab einen Tropfen meines speziellen Parfüms auf, um mich daran zu erinnern, sanft mit mir selbst umzugehen, und machte Atemübungen, um eine ausreichende Sauerstoffversorgung sicherzustellen. Ich nahm Schmerzmittel, um eine Abwehrlinie aufzubauen, da ich aus Erfahrung wusste, was am effektivsten helfen würde.

Während der intensivsten Schmerzphasen, die 24 bis 48 Stunden lang mit einer Stärke von 7–9 andauern können, konzentriere ich mich darauf, zu überleben – ich stelle sicher, dass ich Wasser und ein Telefon in der Nähe habe, und schalte alle nicht lebensnotwendigen Funktionen ab, um Energie zu sparen. Die Dunkelheit des Schmerzes kann in den Geist eindringen und Bitterkeit und Wut hervorrufen, wenn sie nicht eingedämmt wird.

Meine Erfahrung hat mir drei wichtige Erkenntnisse gebracht:

1. Je intensiver und chronischer ein Schmerz wird, desto schwieriger ist es, ihn zu lindern.
2. Körperliche Schmerzen haben vielfältige Ursachen und erfordern einen umfassenden Behandlungsplan.
3. Das Teilen von Schmerzerfahrungen mit vertrauten Freund:innen verwandelt bloßes Aushalten in ein sinnvolles Leben.

Das Ziel ist nicht, alle Schmerzen zu beseitigen – das ist bei chronischen Erkrankungen selten möglich. Stattdessen geht es darum, eine Reaktion zu entwickeln, die Ihren Bedürfnissen, Einschränkungen und Werten gerecht wird und es Ihnen ermöglicht, trotz der Schmerzen ein möglichst erfülltes Leben zu führen.

PROBIEREN SIE FOLGENDES AUS: Erstellen Sie Ihre eigene ‹Toolbox für den Umgang mit Schmerzen› mit mindestens drei Strategien aus verschiedenen Kategorien (körperlich, emotional, praktisch). Zum Beispiel: eine bestimmte Dehnungsübung, eine fünfminütige Meditationsübung und eine

Vorlage für eine Nachricht an Freund:innen / Familie, wenn Sie Ihre Pläne ändern müssen. Wenn Sie diese Hilfsmittel bereit haben, bevor Sie sie brauchen, kann es viel einfacher sein, auf Schmerzschübe zu reagieren.

Schritt 4: Erneut einchecken

In einem Interview vor einigen Jahren erwähnte ich, dass ich während aller Wachstunden unter ständigen Schmerzen litt. Durch Achtsamkeitsübungen bin ich besser darin geworden, Veränderungen in der Schmerzintensität zu erkennen und zu beobachten. Wie so vieles im Leben kommt und geht auch Schmerz mit der Zeit.

Ich habe festgestellt, dass es viel einfacher ist, den Beginn von Schmerzen zu erkennen als ihr Ende. Wie oft hatte ich sechs Stunden lang Kopfschmerzen und merkte plötzlich, dass sie verschwunden waren, ohne zu bemerken, wann sie aufgehört hatten? Durch Achtsamkeitsübungen habe ich gelernt, subtile Veränderungen in der Schmerzintensität wahrzunehmen.

Schmerzen sind wie Meereswellen – oft ähnlich, aber keine zwei Wellen sind identisch. Mein Verstand kategorisiert Schmerzen mit vertrauten Begriffen, aber je mehr ich zwischen den Erfahrungen unterscheide, desto differenzierter wird mein Verständnis. Eine wichtige Fähigkeit ist es, Veränderungen im Schmerz wahrzunehmen, zumal unser Gehirn plötzliche Signale gegenüber allmählichen Veränderungen priorisiert.

Indem ich subtile Veränderungen wahrnehme, kann ich positive Entwicklungen mit geeigneten Maßnahmen unterstützen – sei es durch sanfte Massage, Öle, beruhigende Musik oder Bewegung. Auf dieser Reise verfeinere ich kontinuierlich meine Wahrnehmung und mein Bewusstsein und achte nicht nur auf Schmerzsignale, sondern auch auf subtile Veränderungen in ihrer Art.

Das Schließen dieser Rückkopplungsschleife ist unerlässlich – es ermöglicht uns zu lernen, was funktioniert, was nicht funktioniert und wie sich unsere Schmerzmuster im Laufe der Zeit entwickeln. Ohne diesen Schritt würden wir möglicherweise

Strategien fortsetzen, die nicht mehr wirksam sind, oder Gelegenheiten verpassen, Leiden zu lindern.

PROBIEREN SIE FOLGENDES AUS: Richten Sie eine sanfte Erinnerung auf Ihrem Telefon ein, um Ihre Schmerzstärke zu überprüfen. Nehmen Sie sich nur 30 Sekunden Zeit, um festzustellen, ob und wie sich Ihre Schmerzen seit der letzten Überprüfung verändert haben. Mit der Zeit kann diese Übung Ihre Fähigkeit, subtile Veränderungen zu erkennen und angemessen darauf zu reagieren, erheblich verbessern.

Praktische Strategien: Ein Werkzeugkasten für das Leben mit Schmerzen

In diesem Kapitel haben wir uns mit der Komplexität von Schmerzen und einem strukturierten Ansatz für den Umgang damit befasst.

Lassen Sie uns nun diese Erkenntnisse in einem praktischen Werkzeugkasten zusammenfassen, auf den Sie sich auf Ihrem eigenen Weg stützen können:

Achtsames Schmerzbewusstsein

- Üben Sie, Schmerzen ohne Wertung wahrzunehmen und zu beschreiben.
- Verwenden Sie Body Scans, um die Schmerzstellen und -intensitäten zu kartieren.
- Verwenden Sie das Mantra «Das ist das erste Mal, dass ich diesen Schmerz habe».

Schmerzkommunikation

- Entwickeln Sie eine persönliche Schmerzskala mit detaillierten Beschreibungen.
- Verwenden Sie Farben, Adjektive oder kreative Ausdrücke, um Schmerzen zu beschreiben.
- Teilen Sie Ihre Schmerzerfahrungen mit vertrauten Freund:innen und Familienmitgliedern.

Vielfältige Schmerzreaktion

- Entwickeln Sie Aktionspläne mit mindestens drei verschiedenen Ansätzen.
- Befassen Sie sich gleichzeitig mit Ihrer Denkweise, Ihren Emotionen und Ihren körperlichen Symptomen.
- Kombinieren Sie medizinische, psychologische und lebensstilbezogene Maßnahmen.

Achtsamkeits- und Entspannungstechniken

- Meditieren Sie regelmäßig.
- Wenden Sie progressive Muskelentspannung an.
- Nutzen Sie Atemübungen zur Schmerzbewältigung.

Anpassungen des Lebensstils

- Passen Sie Ihren Tagesablauf an die Schmerzintensität an.
- Schaffen Sie ein unterstützendes Umfeld.
- Nutzen Sie sensorische Reize als Erinnerungen für die Selbstfürsorge.

Schmerzerfassung

- Führen Sie ein Schmerztagebuch, um Muster und Auslöser zu identifizieren.
- Legen Sie regelmäßige Kontrolltermine fest, um die Schmerzintensität zu beurteilen.
- Achten Sie auf subtile Veränderungen der Intensität und reagieren Sie darauf.

Aufbau eines Unterstützungssystems

- Kommunizieren Sie Ihre Bedürfnisse klar gegenüber Familie, Freund:innen und Kolleg:innen.
- Entwickeln Sie Notfallpläne für Tage mit starken Schmerzen.
- Knüpfen Sie Kontakte zu anderen Menschen, die chronische Schmerzen verstehen.

Verbindung zwischen Körper und Geist
- Erforschen Sie die emotionalen Aspekte von Schmerzen.
- Üben Sie sich in Akzeptanz ohne Widerstand.
- Nutzen Sie Visualisierungstechniken.

Medizinische Behandlung
- Erarbeiten Sie gemeinsam mit Ihren Gesundheitsdienstleistenden geeignete Medikationspläne.
- Verwenden Sie bei Bedarf physische Hilfsmittel.
- Informieren Sie sich über neue Techniken zur Schmerzbehandlung.

Ernährung und körperliche Aktivität
- Ernähren Sie sich ausgewogen und entzündungshemmend.
- Achten Sie auf eine ausreichende Flüssigkeitszufuhr.
- Machen Sie sanfte Übungen, soweit Sie diese vertragen.

Diese Strategien sollten nicht alle auf einmal umgesetzt werden – das wäre zu viel auf einmal. Betrachten Sie sie stattdessen als eine Auswahl an Optionen, die Sie nach und nach ausprobieren können, wobei Sie das, was für Sie funktioniert, übernehmen und das, was nicht funktioniert, beiseitelassen.

Die fortwährende Reise

Schmerz ist nicht nur etwas, das man ertragen muss – er ist ein Lehrer, der uns verändern kann, wenn wir bereit sind, ihm zuzuhören. Meine Reise hat mich gelehrt, dass ich zwar das Vorhandensein von Schmerz nicht kontrollieren kann, aber meine Reaktion darauf. Durch achtsames Bewusstsein, kreativen Ausdruck, umfassende Strategien und bedeutungsvolle Verbindungen habe ich nicht nur entdeckt, wie ich mit Schmerz überleben kann, sondern auch, wie ich trotz ihm ein erfülltes Leben führen kann.

Der Weg ist nicht geradlinig, und manche Tage sind schwieriger als andere. Es gibt Morgen, an denen ich aufwache und jeder Schritt meines vierteiligen Dialogs mir unmöglich erscheint. An solchen Tagen konzentriere ich mich einfach auf das Wesentliche – atmen, genug trinken und sanft mit mir selbst umgehen. Andere Tage bringen unerwartete Momente der Erleichterung oder Klarheit, die ich sehr schätze.

Der Schmerz war trotz all seiner Herausforderungen einer meiner größten Lehrer. Er hat mich gezwungen, präsent zu sein, Prioritäten zu setzen und Mitgefühl zu entwickeln – sowohl für mich selbst als auch für andere, die leiden. Der Schmerz hat mir meine Verstellung genommen und mich Authentizität gelehrt. Ich hätte diesen Weg niemals gewählt, aber ich habe dabei Schätze gefunden, die ich sonst vielleicht nie entdeckt hätte.

Indem ich die Sprache des Schmerzes gelernt habe – indem ich diesen komplexen, facettenreichen Dialog fließend beherrsche –, habe ich unerwartete Stärke und Weisheit gefunden. Ich hoffe, dass andere, die ähnliche Wege gehen, durch das Teilen dieser Strategien ihren eigenen Weg nach vorne finden und neue Kapitel in ihren eigenen Büchern über Schmerz und Resilienz schreiben können.

PROBIEREN SIE FOLGENDES AUS: Nehmen Sie sich einen Moment Zeit, um über ein unerwartetes Geschenk nachzudenken, das das Leben mit Schmerzen Ihnen gebracht hat. Vielleicht ist es mehr Empathie, tiefere Beziehungen, spirituelles Wachstum oder ein klareres Bewusstsein für Prioritäten. Diese Geschenke anzuerkennen, mindert nicht Ihr Leiden – es bedeutet lediglich, anzuerkennen, dass unsere Herausforderungen uns auf sinnvolle Weise prägen können.

Ressourcen

Digitale Tools:

- Medikamentenerinnerungen: Medisafe App.
- Meditation und Achtsamkeit: Headspace, Calm.
- Schmerzbewältigung und Lernen: Curable, Ouchie, Pathways Pain Relief.

Empfohlene Autoren und Bücher:

- Thorn, B. E. (2017). Kognitive Therapie bei chronischen Schmerzen: Ein Schritt-für-Schritt-Leitfaden (2. Auflage). Guilford Press.
- Eccleston, C. (2017). Psychologische Therapien zur Behandlung chronischer Schmerzen (außer Kopfschmerzen) bei Erwachsenen. Internationale Vereinigung zur Erforschung von Schmerzen.
- Thernstrom, M. (2010). Die Schmerzchroniken: Heilmittel, Mythen, Geheimnisse, Gebete, Tagebücher, Gehirnscans, Heilung und die Wissenschaft des Leidens. Farrar, Straus und Giroux.
- Gordon, A., & Ziv, A. (2021). Der Ausweg: Ein revolutionärer, wissenschaftlich erprobter Ansatz zur Heilung chronischer Schmerzen. Avery.
- Bernhard, T. (2018). How to be sick: Ein buddhistisch inspirierter Leitfaden für chronisch Kranke und ihre Betreuer (2. Auflage). Wisdom Publications.
- Alexander, A. (2020). Super sick: Frieden schließen mit chronischer Krankheit. Invisible Publishing.

5 Heilende Sprache

Die heilende Kraft der Kommunikation

Sprache und Kommunikation selbst können heilend wirken. Schmerz verschließt die Türen im Haus des Schmerzes, und Kommunikation öffnet sie wieder. Unausgesprochener Schmerz erhöht das Risiko weiteren Leidens.

Als von Natur aus soziale Wesen finden die meisten Menschen ihre wichtigste Quelle des Glücks und der Zufriedenheit in Beziehungen. Kommunikation ist die Art und Weise, wie Menschen Botschaften erstellen, übermitteln und interpretieren. Nach Maslows Hierarchie der Bedürfnisse ist ein grundlegendes menschliches Bedürfnis die Zugehörigkeit und Verbindung zu anderen, was durch Kommunikation durch den Aufbau und die Aufrechterhaltung sozialer Bindungen erfüllt wird. Sie trägt auch zur Identitätsbildung bei, da unsere Interaktionen mit anderen unser Selbstverständnis maßgeblich prägen.

Für Menschen mit chronischen Erkrankungen und Schmerzen ist es noch wichtiger, die Kommunikation zu beherrschen. Chronische Schmerzen können zu Isolation führen, wodurch das Bedürfnis nach sozialen Kontakten und Zugehörigkeit noch größer wird. Durch Kommunikation können Betroffene wichtige soziale Bindungen aufrechterhalten und so Gefühle der Isolation und Einsamkeit verhindern, die ihren Zustand verschlimmern können. Darüber hinaus hilft das Ausdrücken ihrer Erfahrungen und Emotionen bei der Identitätsbildung und ermöglicht es ihnen, ihre Krankheit auf gesunde Weise in ihr Selbstverständnis zu integrieren.

Kommunikation bietet auch wichtige soziale Unterstützung und leistet emotionale und praktische Hilfe, um die Lebensqualität der Betroffenen erheblich zu verbessern. Indem sie über ihre Schwierigkeiten sprechen, können Betroffene Bestätigung und Empathie erfahren, was die emotionale Belastung durch ihre Erkrankung verringert. Darüber hinaus hilft das Besprechen ihrer Schmerzen und ihrer Krankheit bei der emotionalen Regulierung, sodass sie ihre Gefühle verarbeiten und Widerstandsfähigkeit aufbauen können.

Praktische Kommunikationsfähigkeiten sind für Menschen mit chronischen Erkrankungen und ihre Angehörigen und Betreuenden lebensrettend.

Wenn es eine Fähigkeit gibt, die ich jedem Menschen, der an einer Krankheit leidet, auf magische Weise vermitteln möchte, dann wäre es die Fähigkeit, seine Erfahrungen zu formulieren und mit anderen zu teilen, seine Emotionen zu artikulieren und seine spezifischen Bedürfnisse auszudrücken.

PROBIEREN SIE FOLGENDES AUS: Führen Sie eine Woche lang ein einfaches Kommunikations-Tagebuch. Notieren Sie jeden Tag ein Gespräch über Ihre Gesundheit – sei es mit einem / einer Gesundheitsdienstleistenden, einem Familienmitglied oder einem Freund / einer Freundin. Was ist gut gelaufen? Was hätte klarer sein können? Wie haben Sie sich danach gefühlt? Dieses Bewusstsein ist der erste Schritt zu einer effektiveren Kommunikation.

1. Innere Kommunikation: Die Grundlage

Effektive Kommunikation beginnt mit einer qualitativ guten inneren Kommunikation.

Es gibt keine ‹schlechte› Kommunikation. Wir alle können kommunizieren, genauso wie wir alle atmen können. Wir müssen nicht lernen zu atmen. Allerdings beeinflussen die Umstände die Qualität unserer Atmung, und dasselbe gilt für unsere Kommunikation. Angst, Ablehnung, Schmerzen, negative Erfahrungen und vieles mehr beeinträchtigen die Klarheit unserer Kommunikation.

In seinem Buch «Emotionale Intelligenz» hebt Goleman die Bedeutung von Selbstbewusstsein und Emotionsregulation hervor, also Aspekte der inneren Kommunikation, die sich positiv auf zwischenmenschliche Interaktionen auswirken können. Eckhart Tolle betont in «Die Kraft der Gegenwart» die Bedeutung der Achtsamkeit und des Bewusstseins für unsere Gedanken und Emotionen, wodurch wir unsere Fähigkeit zur effektiven Kommunikation mit anderen verbessern können. Das Konzept der ‹Selbstempathie› wird von Marshall B. Rosenberg (Gewaltfreie Kommunikation: Eine Sprache des Lebens) eingeführt und beschreibt die Fähigkeit, sich unserer Gefühle und Bedürfnisse bewusst zu sein, sie zu verstehen und mitfühlender mit anderen zu kommunizieren.

Wie können wir lernen, unseren inneren Dialog zu verbessern? Ich habe meinen inneren Dialog durch Atem- und Bewegungsworkshops, Schweige-Retreats, Achtsamkeitsseminare und Meditations-Retreats verbessert. Ein Werkzeug, das mir dabei sehr geholfen hat, ist die Headspace-App – eine benutzerfreundliche App mit geführten Meditationen für alle Niveaus, die es leicht macht, Meditation in den Alltag zu integrieren.

PROBIEREN SIE FOLGENDES AUS: Nehmen Sie sich jeden Tag 5 Minuten Zeit, um achtsames Zuhören in Ihrem inneren Dialog zu üben. Setzen Sie sich ruhig hin, schließen Sie die Augen und nehmen Sie die Gedanken wahr, die aufkommen, wenn Sie über Ihre gesundheitlichen Herausforderungen nachdenken. Beobachten Sie ohne zu urteilen, welche Gedanken hilfreich sind, und welche mehr Leiden verursachen. Schreiben Sie nach den 5 Minuten einen unterstützenden Gedanken auf, auf den Sie zurückgreifen können, wenn Sie über Ihre Gesundheit sprechen. Zum Beispiel: «Schmerz ist vorübergehend».

2. Grundsätze effektiver Kommunikation: Sprache eröffnet und vermittelt Erfahrungswelten.
Roger Federer spielte einen perfekten Slice, gefolgt von einem Gewinnschlag mit der Rückhand entlang der Grundlinie im Tiebreak des dritten Satzes, wodurch er sich einen Mini-Break verschaffte.

Wenn Sie ein Tennisfan sind, vermittelt diese Beschreibung Spannung und Emotionen und erzählt eine Geschichte. Als Nicht-Tennisspieler sind Sie möglicherweise nicht mit dem Spiel und der Terminologie vertraut. Eine kurze Beschreibung von Federers Match weckt vielleicht keine Emotionen oder Neugier, aber sie kann die Tür für weiteren Austausch und den Aufbau von Beziehungen öffnen. Sprache ist wichtig. Sie öffnet Türen, um nicht nur Bedeutung zu vermitteln, sondern auch Beziehungen zu knüpfen und zu pflegen.

Das Gleiche gilt für chronische Krankheiten und Schmerzen. Es ist einfacher, über ein Tennismatch zu sprechen als über chronische Krankheiten. Es ist jedoch wichtig, die richtigen Worte zu finden, um die Erfahrung greifbar und teilbar zu machen. Je besser wir unsere Erfahrungen formulieren können, desto größer ist die Chance, dass andere unser Leben verstehen. Logischerweise erhöht dies auch die Chancen, eine angemessene medizinische Behandlung zu erhalten.

3. Struktur, Klarheit und Einfachheit

Lassen Sie mich einige grundlegende ‹Wahrheiten› über Kommunikation mit Ihnen teilen:

- Menschen vergessen, was wir sagen, aber sie vergessen nicht, wie sie sich gefühlt haben, als wir es gesagt haben.
- Effektive Kommunikation verdeutlicht, was ich von anderen möchte.
- Halten Sie es einfach. Halten Sie es strukturiert.

Lassen Sie mich Ihnen ein Beispiel geben. Nach einer schwierigen Phase hatte ich einen Notfalltermin bei meinem Rheumatologen. Er fragte mich, wie es mir gehe, während er meine

Krankenakte auf dem Computer öffnete. Meine erste Antwort war: «Könnte besser sein» oder so ähnlich. Aber dann wurde mir der Kontext bewusst: ein überfüllter Warteraum und ein Arzt, der mich in seinen vollen Terminkalender quetschte.

Stattdessen sagte ich:
«Ich bin nach einer komplizierten Woche emotional erschöpft. Ich möchte, dass wir die derzeitige Medikation überprüfen und überdenken. Die nächste Dosis soll ich in drei Tagen einnehmen.» Ich holte meine Notizen hervor und fuhr fort: «Ich habe folgende Symptome. Beginnen wir mit den schwierigsten … Die positiven Effekte, die ich beobachtet habe, waren folgende …»

Ich habe meine Bedürfnisse und Erwartungen an diese Konsultation klar formuliert. Nachdem ich meine Erwartungen formuliert hatte (NVC-Methodik), strukturierte ich die Informationen und trennte Emotionen, Beobachtungen und Bedürfnisse voneinander.

PROBIEREN SIE FOLGENDES AUS: Bereiten Sie vor Ihrem nächsten Arzttermin ein dreiteiliges Skript mit folgender Struktur vor:

1. Wie fühlen Sie sich emotional?
2. Was können Sie konkret von der Konsultation erwarten?
3. Wichtige Beobachtungen zu Ihren Symptomen oder den Wirkungen Ihrer Medikamente.
4. Üben Sie, diese kurze Zusammenfassung in weniger als 60 Sekunden zu präsentieren.

Diese Vorbereitung kann die Effektivität Ihrer Arzttermine verändern.

Die Wirkung von Framing
In den meisten Situationen führt Unklarheit zu Fehlinterpretationen und Verwirrung. Eine häufige Ursache für Missverständnisse ist, dass Menschen Informationen auf bestimmte (feste) Weise einordnen.

Die Framing-Theorie besagt, dass die Art und Weise, wie etwas dem Publikum präsentiert wird (der sogenannte ‹Frame›), die Entscheidungen der Menschen über die Verarbeitung dieser Informationen beeinflusst. Frames sind Abstraktionen, die dazu dienen, die Bedeutung einer Botschaft zu organisieren oder zu strukturieren.

Beispielsweise könnte ein Arzt, eine Ärztin ein Gesundheitsziel eher anhand dessen formulieren, was ein Patient, eine Patientin gewinnen kann (mehr Energie, bessere Stimmung), als anhand dessen, was er aufgeben muss (ungesunde Ernährung, sitzende Lebensweise). Ein Arzt, eine Ärztin kann auch Symptome unter Verwendung eines Risikowahrnehmungsrahmens anhören.

Sie können die Auswirkungen des Framings verringern, indem Sie mehrere Frames verwenden, um Informationen zu präsentieren und Kontext zu liefern. Eine praktische Methode besteht darin, Absicht und Inhalt zu verbalisieren, bevor Sie Informationen bereitstellen. Ich könnte meinem Arzt sagen: «Ich teile Ihnen diese Informationen mit, weil ich ehrlich sein und Ihnen ein vollständiges Bild vermitteln möchte. Die positive Wirkung der neuen Therapie hat zu einer Verbesserung meiner Lebensqualität geführt, ich konnte besser schlafen, hatte weniger Schmerzen und konnte an mehr sozialen Aktivitäten teilnehmen. Allerdings habe ich zweimal frisches Blut erbrochen.»

Kommunikation über Kulturen hinweg

Es ist wichtig zu erkennen, dass die meisten Kommunikationsprozesse in einem kulturell vielfältigen Umfeld stattfinden. Fast die Hälfte aller Ärzte (genauer gesagt 45 %) in der Schweiz sind Expats. Die Menschen, mit denen wir im Gesundheitswesen zu tun haben, haben möglicherweise andere Frühstücksgewohnheiten und konsumieren Nachrichten in einer Sprache, die uns unbekannt ist. Ihre ‹Lebenswelt› ist einzigartig. Sprache und Kultur sind miteinander verflochten, und wir können nicht davon ausgehen, dass jeder dieselbe Sprache wie wir spricht.

Dieses Verständnis, frei von Vorurteilen, hat einen erheblichen Einfluss auf unsere Kommunikation.

Wir verwenden vielleicht genau dieselben Wörter, aber sie können unterschiedliche Bedeutungen haben. In den Vereinigten Staaten ist eine ‹Operation› ein chirurgischer Eingriff. Im britischen Englisch kann ‹Operation› auch die Funktionsweise eines Systems oder Prozesses bezeichnen. Im amerikanischen Englisch kann ‹dressing› sowohl das Anlegen eines Verbandes als auch eine zu Speisen hinzugefügte Soße bezeichnen. Im britischen Englisch bezieht sich ‹dressing› in der Regel nur auf Ersteres.

Wir müssen uns bewusst sein, dass unser Kommunikationspartner unsere Intonation möglicherweise anders interpretiert als beabsichtigt. Während ich mit Gesten positive Emotionen zeigen und meine Botschaft unterstreichen möchte, könnte mein Arzt, der weniger an expressive Kommunikation gewöhnt ist, mein Verhalten als überemotional interpretieren und denken, ich würde übertreiben.

Um erfolgreich über kulturelle Grenzen hinweg zu kommunizieren:

- Sagen Sie, was Sie meinen, und meinen Sie, was Sie sagen.
- Vermeiden Sie Witze, Sarkasmus und Zynismus – sagen Sie ausdrücklich, was Sie meinen, anstatt Metaphern oder sprichwörtliche Sprache zu verwenden.
- Verbalisieren Sie kommunikative Bedeutungen, die möglicherweise das Verständnis von para- und nonverbalen Signalen erfordern (z. B. anstatt meine Verärgerung in meiner Ausdrucksweise anzudeuten, sage ich ausdrücklich: «Ich bin irritiert darüber, dass ich erst in 6 Monaten einen Termin für eine Beratung bekomme!»)

PROBIEREN SIE FOLGENDES AUS: Wenn Sie das nächste Mal jemandem (insbesondere einem / einer Gesundheitsdienstleistenden) Ihre Symptome erklären, üben Sie die ‹Was-Warum-Wie›-Methode. Geben Sie zunächst sachlich an, WAS Sie erleben, dann WARUM Sie diese Informationen mitteilen und schließlich, WIE sich dies auf Ihr Leben auswirkt. Zum Beispiel: «Ich habe stechende Schmerzen in den Beinen (Was?). Ich erzähle Ihnen das, weil es sich von meinen üblichen Symptomen unterscheidet (Warum?). Dadurch kann ich nur schwer länger als zwei Stunden am Stück schlafen (Wie?).» Achten Sie darauf, ob diese Struktur zu einem klareren Verständnis beiträgt.

4. Aufbau von Beziehungen zu Gesundheitsdienstleistenden
Zahlreiche Studien legen nahe, dass eine gute Beziehung zu Ihrem Arzt, Ihrer Ärztin wichtig für Ihre Gesundheit ist. Eine 2017 in PLOS One veröffentlichte Studie ergab, dass Menschen, die ihren Gesundheitsdienstleistenden vertrauten, weniger Symptome, eine höhere Zufriedenheit mit ihrer Behandlung und eine höhere Lebensqualität angaben. Die Beziehung zwischen Arzt, Ärztin und Patient, Patientin wird mit zunehmendem Alter und steigender Komplexität der Behandlung noch wichtiger. «Ältere Patient:innen leiden möglicherweise an komplexeren Krankheiten, wie z. B. Autoimmunerkrankungen, deren Behandlung eine Herausforderung darstellen kann», sagt Dr. Ana María López, Präsidentin des American College of Physicians. Dies unterstreicht die dringende Notwendigkeit einer starken Arzt-Patient-Beziehung bei der Behandlung dieser komplexen Krankheiten.

Während ich dies schreibe, bin ich mir bewusst, dass ich das Privileg habe, Zugang zu medizinischer Versorgung zu haben, die weitgehend von der Versicherung übernommen wird. Meine Arbeit hat mich in Gefängnisse in Kambodscha, in abgelegene Gebiete des Tschad, nach Lesotho und in viele andere Länder geführt, in denen große Teile der Bevölkerung keinen Zugang zu angemessener medizinischer Versorgung haben.

Die meisten Medizinstudent:innen wollen Ärzt:innen werden, um Patient:innen zu heilen. Die meisten werden einen Großteil ihrer Zeit damit verbringen, Patient:innen zu versorgen, für die es keine Heilung gibt. Der Erfolg der Medizin bei der Suche nach Heilungsmöglichkeiten hat die Erwartungen der

Ärzt:innen grundlegend verändert: Medizinischer Erfolg wird oft mit Heilung gleichgesetzt, medizinisches Versagen mit dem Fehlen wirksamer Behandlungsmethoden. Die Behandlung chronischer Krankheiten steht in so grundlegendem Widerspruch zu diesen Erwartungen, dass sie tendenziell vernachlässigt wird.

Medizinische Fachkräfte sind für Patient:innen mit chronischen Krankheiten eine Lebensader. Die Beziehung zwischen Ärzt:innen und chronisch kranken Patient:innen hat einen dramatischen Einfluss auf die Qualität und den Verlauf unseres Lebens. Eine in der Schweiz lebende Freundin erwog, mit ihrem Partner in eine andere Stadt zu ziehen, nachdem er dort Arbeit gefunden hatte. Aufgrund ihrer komplexen Krankengeschichte und ihrer zahlreichen Erkrankungen war sie nicht bereit, das Risiko eines Umzugs einzugehen und den Zugang zu ihrem gut funktionierenden Ärzteteam zu verlieren.

Es fällt mir schwer, das richtige Wort zu finden, um diese Beziehung zu beschreiben. Viele chronisch kranke Patient:innen, insbesondere diejenigen mit komplexer Krankengeschichte und mehreren Erkrankungen, sind sehr stark von ihren Ärzteteams abhängig. Es handelt sich dabei eindeutig um eine systemische Abhängigkeit, nicht um eine persönliche. Aber wenn ich den Zugang zu meinem Ärzteteam verlieren würde, wäre das schnell eine Frage von Leben und Tod.

Die Beziehung zwischen Arzt, Ärztin und Patient, Patientin ist asymmetrisch. Ärzt:innen verfügen über positionelle, wirtschaftliche und strukturelle Macht. Allerdings spielt persönliche Macht eine entscheidende Rolle beim Aufbau einer soliden Arzt-Patienten-Beziehung. Persönliche Macht ist die Fähigkeit, das eigene Leben, die eigenen Überzeugungen und Handlungen zu beeinflussen und zu kontrollieren, und basiert auf Selbstbewusstsein, Selbstvertrauen und Kompetenz. Als Patientin erinnere ich mich daran, dass ich kein Opfer bin. Ärzt:innen waren nie in meiner Situation. Ich meistere dieses Leben mit einer chronischen Erkrankung so gut ich kann. Ich bin der Experte, die Expertin für meine Gesundheit, meine Krankheit und mein Leben. Der Arzt, die Ärztin ist der Experte, die Expertin für Krankheiten und Behandlungsmöglichkeiten.

PROBIEREN SIE FOLGENDES AUS: Erstellen Sie ein einfaches, einseitiges Dokument mit dem Titel ‹Über mich›, das Sie neuen Gesundheitsdienstleistenden vorlegen können. Fügen Sie darin die wichtigsten Punkte Ihrer Krankengeschichte, Ihre aktuellen Medikamente, Ihre Kommunikationspräferenzen und ein oder zwei persönliche Details ein, die ihnen helfen, Sie als ganzen Menschen zu sehen. Vielleicht möchten Sie auch ein paar Dinge über Ihre persönlichen Werte und das, was Ihnen im Leben wichtig ist, sowie über Ihre besonderen Lebensumstände hinzufügen. Aktualisieren Sie dieses Dokument regelmäßig und bringen Sie es zu neuen Terminen mit. Mit diesem Hilfsmittel können Sie schnell eine Beziehung aufbauen und sicherstellen, dass Ihre Versorgung auf Ihre Bedürfnisse zugeschnitten ist.

Praktische Strategien für eine effektive Arzt-Patient-Kommunikation

1. Bereiten Sie sich auf Ihren Termin vor
Nehmen Sie sich ein paar Minuten Zeit, um sich auf Ihren Termin bei Ihrem Arzt, Ihrer Ärztin vorzubereiten, damit Sie die gemeinsame Zeit optimal nutzen können. Möglicherweise können Sie Ihre Anliegen vorab über ein Patient:innenportal mitteilen.

Bedenken Sie Folgendes:
- Was sind Ihre konkreten Erwartungen und Wünsche für diese Konsultation?
- Haben Sie neue Symptome, die Sie besprechen möchten?
- Möchten Sie überprüfen, wie sich eine Behandlung auf Ihr tägliches Leben auswirkt?
- Welche Nebenwirkungen haben Ihre Medikamente?
- Benötigen Sie Impfungen oder andere Vorsorgemaßnahmen?

Erstellen Sie vor Ihrem Besuch eine Liste Ihrer Symptome und deren Dauer. Notieren Sie sich Ihre Medikamente, einschließlich Vitamine und Nahrungsergänzungsmittel, mit den Dosierungen. Geben Sie Informationen zu anderen medizinischen Fachkräften, die Sie aufsuchen, einschließlich Chiropraktikern, Ernährungsberatern und Physiotherapeuten. Dies verbessert den Teamansatz und reduziert doppelte Tests und widersprüchliche Behandlungen.

Lassen Sie vor Ihrem Termin alle Laboruntersuchungen oder Tests durchführen, damit Sie und Ihr Arzt, Ihre Ärztin diese gemeinsam besprechen können.

Denken Sie daran, dass Sie als Patient:in Rechte haben. Sie sind ein zahlender Kunde und haben das Recht, angehört und respektvoll behandelt zu werden. Zu diesen Rechten gehören in der Regel das Recht auf Information, die Wahrung der Schweigepflicht und der Zugang zu Ihrer Patientenakte und Unterstützung.

2. Priorisieren und strukturieren Sie Ihre Anliegen

In seinem Buch ‹How Doctors Think› stellt Jerome Groopman fest, dass Ärzt:innen ihre Patient:innen im Durchschnitt innerhalb von achtzehn Sekunden unterbrechen. Viele Ärzte entscheiden in dieser kurzen Zeit über die wahrscheinliche Diagnose und Behandlung. Beginnen Sie Ihr Gespräch mit dem wichtigsten Gesundheitsproblem oder der wichtigsten Frage. Schieben Sie wichtige Anliegen nicht bis zum Ende des Besuchs auf. Bringen Sie sie sofort zur Sprache, damit der Arzt, die Ärztin Empfehlungen und Maßnahmen priorisieren kann.

Geben Sie eine unverfälschte Übersicht über Ihre Symptome ohne Interpretation. Geben Sie an, wann sie begonnen haben, ob sie schwanken, ob sie sich verschlimmern oder verbessern und wie sie sich auf Ihr tägliches Leben auswirken. Die Aufgabe des Arztes, der Ärztin ist es, Ihre Beobachtungen zu interpretieren und zu verstehen.

PROBIEREN SIE FOLGENDES AUS: Führen Sie für Ihre nächsten drei Arzttermine eine Woche lang ein ‹Symptomtagebuch›. Notieren Sie täglich Ihre drei wichtigsten Symptome und bewerten Sie diese auf einer Skala von 1 bis 10, zusammen mit allen Faktoren, die sie beeinflussen könnten (Ernährung, Aktivitäten, Stress usw.). Teilen Sie diese gezielten Daten während Ihres Termins mit, anstatt sich auf Ihr Gedächtnis zu verlassen. Diese konkreten Informationen können Ihrem Arzt, Ihrer Ärztin helfen, Muster zu erkennen, die Ihnen möglicherweise entgehen.

3. Seien Sie ehrlich zu Ihrem Arzt, Ihrer Ärztin

Ihr Arzt, Ihre Ärztin kann keine Gedanken lesen, und das Auslassen wichtiger Details könnte Ihre Behandlung beeinträchtigen.

Seien Sie offen in Bezug auf:

- Alle Medikamente, einschließlich pflanzlicher Präparate oder rezeptfreier Arzneimittel.
- Lebensgewohnheiten wie Rauchen, Alkoholkonsum oder Stresslevel.
- Ängste oder Bedenken, auch wenn diese Ihnen persönlich erscheinen.

Ihr Lebensstil und Ihre täglichen Gewohnheiten wirken sich auf Ihre Gesundheit aus, und die Informationen, die Sie weitergeben, werden vertraulich behandelt. Wenn Sie in Bezug auf Rauchen, Alkoholkonsum oder die Einhaltung Ihrer Medikamenteneinnahme nicht ehrlich sind, verfügt Ihr Arzt, Ihre Ärztin nicht über genaue Informationen, um Ihre Behandlung anzupassen.

Informieren Sie Ihren Arzt, Ihre Ärztin darüber, was seit Ihrem letzten Besuch passiert ist, einschließlich Veränderungen in Bezug auf Appetit, Gewicht, Schlaf oder Energie. Geben Sie Hintergrundinformationen zu Veränderungen in Ihrem Leben, wie z. B. einen Jobwechsel oder einen Umzug.

4. Vergewissern Sie sich, dass Sie Ihren Behandlungsplan verstehen

Bevor Sie die Arztpraxis verlassen, vergewissern Sie sich, dass alle Ihre Fragen beantwortet wurden. Verstehen Sie genau, was Ihr Arzt, Ihre Ärztin Ihnen über Ihren Gesundheitszustand gesagt hat und was Sie tun müssen, z. B. Untersuchungen durchführen lassen, Medikamente einnehmen und sich zu Hause selbst versorgen.

Wenn es um Ihre Gesundheit geht, gibt es keine dummen Fragen. Wenn Sie hinsichtlich einer Diagnose, eines Behandlungsplans oder eines medizinischen Begriffs verwirrt sind, bitten Sie um Klarstellung:

- «Könnten Sie mir erklären, wozu diese Untersuchung dient?»
- «Welche Nebenwirkungen hat dieses Medikament?»
- «Was passiert, wenn ich diese Behandlung nicht befolge?»

PROBIEREN SIE FOLGENDES AUS: Wenden Sie bei Ihrem nächsten Arzttermin die ‹Teach-Back›-Methode an. Nachdem Ihr Arzt, Ihre Ärztin Ihnen etwas Wichtiges erklärt hat, wiederholen Sie es mit Ihren eigenen Worten: «Wenn ich das richtig verstanden habe, meinen Sie also …» Diese einfache Technik stellt sicher, dass Sie alles richtig verstanden haben, und gibt dem Arzt, der Ärztin die Möglichkeit, eventuelle Missverständnisse sofort zu klären.

5. Bauen Sie eine emotionale Verbindung zu Ihrem Arzt, Ihrer Ärztin auf

Denken Sie daran, dass hinter dem weißen Kittel ein Mensch steckt, der Ihnen wirklich helfen möchte. Beginnen Sie damit, seine Bemühungen anzuerkennen: «Ich weiß es zu schätzen, dass Sie sich heute Zeit für mich genommen haben.» Diese kleine Geste kann einen positiveren Ton für das Gespräch schaffen.

Achten Sie während des Termins auf Ihre innere Stimme und Ihre Einstellung. Wenn Sie sich dabei ertappen, zu denken: «Dieser Arzt, diese Ärztin wird mir auch nicht helfen» oder «Er / Sie denkt wahrscheinlich, ich übertreibe», halten Sie inne und sammeln Sie sich. Diese negativen Annahmen können sich darauf auswirken, wie Sie kommunizieren und wie empfänglich Sie für die Ratschläge Ihres Arztes, Ihrer Ärztin sind.

Üben Sie, zwischen Ihren Emotionen, Bedürfnissen und Wünschen zu unterscheiden:

- *Emotion*: «Ich bin frustriert und habe Angst wegen dieser anhaltenden Symptome.»
- *Bedürfnis*: «Ich muss verstehen, was die Ursache dafür sein könnte, und einen klaren Plan haben.»
- *Wunsch:* «Könnten wir Behandlungsmöglichkeiten besprechen, die helfen könnten, diese spezifischen Symptome zu lindern?»

Diese Klarheit hilft Ärzten, nicht nur Ihre medizinische Situation zu verstehen, sondern auch, wie sie Sie am besten unterstützen können.

6. Bekämpfung von Stigmatisierung im Gesundheitswesen
Es ist hinlänglich bekannt, dass Patient:innen in unserem Gesundheitssystem nicht gleich behandelt werden: Einige erhalten aufgrund ihrer ethnischen Zugehörigkeit eine schlechtere Gesundheitsversorgung. Goddu und Kolleg:innen haben gezeigt, dass stigmatisierende Formulierungen in Krankenakten angehende Ärzt:innen in ihrer Einstellung gegenüber Patient:innen und ihrem Verschreibungsverhalten beeinflussen können. Meine Kollegin Prof. Dr. Sabina Heuss betont, wie wichtig Worte sind. Voreingenommenheit und Stigmatisierung können den Weg für Diskriminierung ebnen. Eine sorgfältige Wortwahl schadet weniger und kann die Grundlage für wirksame therapeutische Maßnahmen bilden.

Link und Phelan beschreiben Stigmatisierung als einen Prozess, bei dem menschliche Unterschiede identifiziert und mit Etiketten versehen werden (z. B. psychisch krank, fettleibig, drogenabhängig). Stigmatisierung beinhaltet Etikettierung, Stereotypisierung, Ausgrenzung, Statusverlust und Diskriminierung und erfordert die Ausübung von Macht.

Probieren Sie Folgendes aus: Beginnen Sie mit einem kurzen Training zum Thema ‹Sprachbewusstsein›. Notieren Sie eine Woche lang alle potenziell stigmatisierenden Äußerungen, die Sie über Ihre Erkrankung hören (von Gesundheitsdienstleistenden, in den Medien oder sogar von sich selbst). Überlegen Sie sich dann alternative, neutralere oder stärkende Ausdrücke, um dieselbe Realität zu beschreiben. Diese Übung hilft Ihnen, sich der Sprache, die Ihre Selbstwahrnehmung und Behandlung beeinflussen könnte, bewusster zu werden.

Stigmatisierende Sprache erkennen und darauf reagieren
Beispiele für stigmatisierende Sprache, auf die Sie achten sollten, sind ‹drogensüchtig›, ‹aufmerksamkeitssuchend›, ‹das bildest du

dir nur ein›, ‹ein ängstlicher Patient, eine ängstliche Patientin› oder ‹ein Migrant / eine Migrantin als Patient:in›.

Als Patient habe ich ein Gespür für stigmatisierende Dokumentationen und Kommentare von Ärzt:innen entwickelt. Ebenso wichtig ist es, selbst keine selbststigmatisierende oder etikettierende Sprache zu verwenden. Ein Arzt bezeichnete mich immer wieder als ‹den Schmerzpatienten›, anstatt meine Diagnose zu verwenden. Ein anderer bezeichnete mich oft scherzhaft als seinen ‹schwierigen Patienten›. Ich bitte nun um Auszüge aus meinen Krankenakten, um die Transparenz und Verantwortlichkeit zu erhöhen.

Ebenso wichtig ist es, selbst keine selbststigmatisierende Sprache zu verwenden. Ich höre oft, wie Patient:innen sich wiederholt als ‹hoffnungsloser Fall› oder ‹schwieriger Patient, schwierige Patientin› bezeichnen.

Strategien zum Umgang mit Stigmatisierung:

1. Benennen Sie es direkt: «Ich stelle fest, dass sich die Terminologie eher auf mein Verhalten als auf meinen Zustand zu konzentrieren scheint. Ich würde es vorziehen, wenn wir meine spezifischen Symptome und meine Diagnose besprechen würden.»
2. Bitten Sie um eine bestimmte Ausdrucksweise: «Ich würde es begrüßen, wenn wir mich als Person mit chronischen Schmerzen bezeichnen würden und nicht als ‹Schmerzpatient:in›.»
3. Dokumentieren Sie Ihre Interaktionen: Führen Sie Aufzeichnungen über Ihre Arzttermine, einschließlich der besprochenen Themen und aller bedenklichen Formulierungen.
4. Fordern Sie Ihre Krankenakte an: Durch die Überprüfung Ihrer Unterlagen können Sie feststellen, ob in Ihrer Dokumentation stigmatisierende Formulierungen verwendet werden.
5. Nehmen Sie Unterstützung mit: Wenn Sie einen Fürsprecher, eine Fürsprecherin dabei haben, kann

dies Fälle von Diskreditierung reduzieren und einen Zeugen für die Interaktionen liefern.

6. Kommunikation mit Familie, Freund:innen und Kolleg:innen
«Wie geht es dir?» Diese und ähnliche Fragen können schon an guten Tagen eine Herausforderung sein. An schlechten Tagen können sie sogar Auslöser sein. Glücklicherweise ist die meiste Kommunikation, die ich habe, einfühlsam und unterstützend. «Mark, du inspirierst mich, nicht aufzugeben.» «Du bist trotz deiner Schmerzen so positiv.» Aber es gibt auch andere Kommentare, die ich höre: «Bist du immer noch krank?» «Mann, dein Leben ist deprimierend.» Das sind nur einige Kommentare, die ich im letzten Monat gehört habe.

Im Laufe der Zeit habe ich einige Grundsätze entwickelt, die mir helfen, klarer und freundlicher über meine Situation zu kommunizieren:

- Es ist nicht meine Aufgabe, anderen die Realität meines Lebens schmackhaft zu machen. Ich kann und sollte diese Last nicht für alle tragen.
- Die Wahrheit über das Leben mit einer Krankheit kann komplex, schmerzhaft und konfrontierend sein. Wenn das etwas in dir auslöst, respektiere ich das – aber ich kann keine Verantwortung dafür übernehmen, wie du dich dabei fühlst.
- Ich versuche, andere offen in meine Welt aufzunehmen. Aber ich verstehe auch, dass nicht jeder bleiben will oder kann. Eine Krankheit kann eine große Belastung sein.
- Ich trage sowohl Gesundheit als auch Krankheit in mir. Beides hat eine öffentliche und eine private Seite, und ich habe das Recht zu entscheiden, welche ich wann zeige.

PROBIEREN SIE FOLGENDES AUS: Erstellen Sie drei individuelle Antworten auf die Frage «Wie geht es Ihnen?», die Sie in verschiedenen Situationen verwenden können: eine für flüchtige Bekannte, eine für enge Freund:innen und eine für berufliche Situationen. Üben Sie diese Antworten, bis sie sich natürlich anfühlen. Wenn Sie diese Antworten parat haben, können Sie den Stress reduzieren, spontan entscheiden zu müssen, wie viel Sie preisgeben möchten.

Praktische Ansätze zur Offenlegung

Es hat mir sehr geholfen, offen über meine chronische Erkrankung zu sprechen. Ich habe das Glück, noch arbeiten zu können, aber dafür muss ich anderen meine Situation mitteilen und manchmal um ausdrückliche Unterstützung bitten.

An vielen Tagen ist mir sehr übel. Ich finde es stressig, daran zu denken, dass mich während des Unterrichts plötzlich eine Welle der Übelkeit überkommen könnte, deshalb informiere ich die Klasse oder meine Kolleg:innen kurz darüber, dass ich in Behandlung bin und Medikamente nehme, die mir Übelkeit bereiten. Ich versuche, es locker zu halten: «Wenn ich plötzlich aus dem Klassenzimmer renne, könnte das daran liegen, dass ich Angst vor euch habe oder dass meine Freundin Übelkeit mich plötzlich besuchen kommt. Ihr müsst nichts tun, lasst mich einfach wieder herein …» Ich stelle klar, dass ich möchte, dass sie wissen, was los ist, um Interpretationen zu vermeiden, sie nicht zu verunsichern und damit sie sich auf das Thema konzentrieren können und nicht auf meinen Zustand.

Offene Kommunikation ermöglicht es den Menschen, Verständnis zu zeigen und Unterstützung anzubieten, wenn sie dies möchten. Die meisten Menschen interessieren sich für das, was wir durchmachen, auch wenn es schwierig sein kann, wenn sie das Gefühl haben, helfen zu müssen, aber nicht wissen, wie.

Kontext für die Offenlegung bereitstellen

Es ist wichtig, den Kontext der Informationen, die wir weitergeben, zu erläutern: «Ich habe mehrere chronische Erkrankungen, die mich heute bei unserer Zusammenarbeit beeinträchtigen. Ich entscheide mich, dies offenzulegen, damit Sie verstehen, wenn ich Hilfe bei [bestimmter Aufgabe] benötige. Bitte geben Sie mir keine Gesundheitsempfehlungen und -tipps.

Wenn ich Hilfe benötige, werde ich dies ausdrücklich sagen. Vielen Dank!»

Eine klare Kommunikation umfasst:
- Was ich mitteilen möchte.
- Warum ich es mitteile.
- Was ich von anderen mit den Informationen erwarte.
- Was ich nicht von ihnen mit den Informationen erwarte.

Durch meine Offenheit über die Realitäten meines Lebens konnte ich länger arbeiten, als ich mir vorgestellt hatte. Selbstständig und freiberuflich tätig zu sein, hat mir dabei geholfen, da ich die Rahmenbedingungen meiner Arbeit selbst gestalten konnte. Meine Erfahrung zeigt, dass zwar die Gesetzgebung und die strukturellen Rahmenbedingungen der Gesellschaft und der Unternehmen oft im Widerspruch zu den Bedürfnissen von Menschen mit chronischen Erkrankungen stehen, aber dass die Menschen im Allgemeinen bereit sind, mich zu unterstützen und auf meine Bedürfnisse einzugehen. Offene Kommunikation ist die Voraussetzung für diese Unterstützung.

PROBIEREN SIE FOLGENDES AUS: Erstellen Sie eine ‹Vorlage für Offenlegungen› für verschiedene Kontexte in Ihrem Leben (Arbeit, gesellschaftliche Anlässe, neue Beziehungen).

1. Grundlegende Informationen zu Ihrer Erkrankung.
2. Wie sich diese auf die jeweilige Situation auswirken könnte.
3. Was Sie von anderen benötigen oder nicht benötigen.
4. Wie Sie sich deren Reaktion wünschen. Wenn Sie diese Vorlagen bereit haben, können Sie Entscheidungen zur Offenlegung stressfreier und effektiver treffen.

Kulturelle Überlegungen zur Offenlegung

Kulturelle Unterschiede beeinflussen, wie Menschen auf persönliche Offenlegungen reagieren. Fons Trompenaars, ein niederländischer Organisationstheoretiker, beschreibt ‹spezifische›

Kulturen, in denen Menschen ihr Privatleben und ihr Berufsleben voneinander trennen, und ‹diffuse› Kulturen, in denen Privatleben und Berufsleben miteinander vermischt sind.

Ich erinnere mich an einen Hochschulkurs zum Thema Kommunikationskompetenz, den ich für Fachleute aus der Steuerverwaltung gehalten habe. Nachdem ich von meiner Übelkeit an diesem Morgen berichtet hatte, entstand eine unangenehme Stille. In der Pause entschuldigte sich eine Frau mit binationalem Hintergrund für die zurückhaltende Reaktion und erklärte, dass sie nicht gewusst hätten, wie sie angemessen reagieren sollten. Am nächsten Tag, als ich Forschern nach einer ähnlichen Offenbarung etwas über Führungsqualitäten in der Wissenschaft beibrachte, brach ein bekannter Forscher, der in den Vereinigten Staaten gearbeitet hatte, das Schweigen: «Mark ist heute hier und kommt trotz Herausforderungen, die wir kaum nachvollziehen können, zur Arbeit. Wären wir in Kalifornien, würden wir nicht mit Schweigen reagieren, sondern mit Applaus.»

Unabhängig von kulturellen Normen, die sich im Laufe der Zeit ändern, können wir den gesellschaftlichen Kontext, in dem wir uns befinden, mitgestalten. Ich spreche weiterhin offen über mein Leben mit chronischen Schmerzen, obwohl die Kontroverse um das Tragen von Masken während COVID-19 die Situation für immunsupprimierte und gefährdete Personen kompliziert hat.

Fazit

Ein freundlicher Umgang mit Ihrem Arzt, ihrer Ärztin fördert eine positive, kooperative Beziehung, was zu einer besseren Kommunikation und einer individuelleren Betreuung führt. Freundlichkeit schafft Vertrauen und gegenseitigen Respekt und schafft ein Umfeld, in dem Ihre Anliegen eher Gehör finden und gründlich behandelt werden. Denken Sie daran, dass Ärzt:innen auch nur Menschen sind – wenn sie freundlich behandelt werden, sind sie oft motivierter, sich für ihre Patient:innen besonders einzusetzen.

Ich versuche, bei der Kommunikation mit Ärzt:innen locker zu bleiben. Wir können besser denken, wenn wir Luft zum

Atmen haben. Humor kann helfen, den Stress abzubauen, dem Ärzt:innen oft ausgesetzt sind.

Effektive Kommunikation – mit uns selbst, mit Gesundheitsdienstleistenden und mit Menschen in unserem privaten und beruflichen Umfeld – ist nicht nur eine Fähigkeit, sondern eine Lebensader für Menschen, die mit chronischen Schmerzen leben. Indem wir diese Kommunikationsstrategien beherrschen, öffnen wir die Türen, die der Schmerz verschlossen hat, und schaffen Raum für Heilung, Verständnis und sinnvolle Verbindungen.

PROBIEREN SIE FOLGENDES AUS: Denken Sie am Ende dieser Woche über eine erfolgreiche Kommunikationssituation nach, die Sie in Bezug auf Ihre Gesundheit und Ihr Wohlbefinden hatten. Was hat sie erfolgreich gemacht? Wie haben Sie sich dabei gefühlt? Identifizieren Sie dann eine Kommunikationsherausforderung, mit der Sie konfrontiert waren. Überlegen Sie ohne Wertung, wie Sie eine ähnliche Situation beim nächsten Mal anders angehen könnten. Diese Praxis der Reflexion stärkt mit der Zeit Ihre Kommunikationsfähigkeiten.

6
Navigieren im Dschungel der Therapien

Ein Leitfaden für Patient:innen zur Koordinierung komplexer Behandlungen

Die Flut an Tipps und gut gemeinten Ratschlägen kann besonders am Anfang ziemlich überwältigend sein. Mit der Zeit habe ich jedoch gelernt, besser zwischen wirklich hilfreichen Ratschlägen und solchen zu unterscheiden, die eher aus Unwissenheit oder guten Absichten stammen. Ich persönlich bin immer auf der Suche nach neuen Möglichkeiten, meine Lebensqualität zu verbessern, wähle aber bewusst vertrauenswürdige Quellen aus. Besonders schätze ich den Austausch mit Fachleuten und anderen Menschen, die von ähnlichen Erkrankungen betroffen sind.

Die Uhr im Wartezimmer tickte die 40-Minuten-Marke vorbei, während ich drei Medikamentenflaschen, eine Mappe mit Krankenakten und ein Notizbuch mit sorgfältig vorbereiteten Fragen balancierte. Termin Nummer 87 auf meiner Reise durch die chronische Krankheit – diesmal bei einem neuen Spezialisten, der endlich die verstreuten Punkte meiner Symptome miteinander verbinden könnte. Mir gegenüber jonglierte eine Frau mit ähnlichen Unterlagen und beantwortete gleichzeitig einen

Anruf aus einer anderen Arztpraxis, die versuchte, ihren dritten Termin in dieser Woche zu verschieben.

Wir tauschten diesen wissenden Blick aus, den nur Mitreisende im Dschungel der Therapien verstehen. Ohne ein Wort zu sagen, erkannten wir das vertraute Terrain: die endlosen Überweisungen, die in Sackgassen enden, die vielversprechenden Behandlungswege, die plötzlich in einem Dickicht von Nebenwirkungen verschwinden, die gut gemeinten, aber widersprüchlichen Ratschläge aus jedem neuen medizinischen Leitfaden, auf den wir stoßen. Wie Entdecker in unbekanntem Terrain navigieren wir durch eine Gesundheitslandschaft, die nicht für Menschen mit komplexen, chronischen Erkrankungen konzipiert wurde.

Dieses Kapitel ist Ihr Leitfaden für diesen Dschungel – basierend auf meinen Erfahrungen mit über 104 Gesundheitsdienstleistenden in mehreren Ländern, Tausenden von Terminen und unzähligen Stunden, die ich mit der Koordination meiner eigenen Versorgung verbracht habe. Wenn Sie sich in dieser überwältigenden Landschaft verloren fühlen, sollten Sie wissen, dass ich Ihnen zwar keinen direkten Weg hinaus bieten kann, Ihnen aber bessere Werkzeuge für die Reise zur Verfügung stellen kann.

Sie machen das gut! Wenn Sie mit mehreren Krankheiten oder chronischen Leiden leben oder davon betroffen sind, dann herzlichen Glückwunsch, dass Sie heute hier sind. Ich hoffe, Sie stellen sich den Applaus und die Standing Ovations vor, die Sie für die Kraft verdienen, die Sie aufbringen, um sich in dieser komplexen Welt zurechtzufinden.

Die komplexe Gesundheitslandschaft

Sich im Dschungel aus Ärzt:innen, Spezialist:innen, unterstützenden Therapien, Schmerzmanagement und Versicherungen zurechtzufinden, ist komplex und entmutigend. In diesem Bereich gibt es verschiedene Interessengruppen mit unterschiedlichen Motivationen. Einige legen wirklich Wert auf unser Wohlbefinden und bieten wertvolle Unterstützung. Andere sind möglicherweise in erster Linie von finanziellen Interessen getrieben. Einige betrachten die Situation aus wissenschaftlicher Perspektive, während bestimmte Einrichtungen diese Themen leider politisieren, was manchmal zu Fehlinterpretationen und Stigmatisierung führt. Wir sind dankbar für die engagierten Fachleute, die sich weiterhin für eine hochwertige, patient:innenorientierte Versorgung einsetzen.

Das Schweizer Gesundheitssystem ist kaputt (Republik, 2023). Der hohe Spezialisierungsgrad kommt Menschen mit besonderen medizinischen Bedürfnissen zugute, beispielsweise bei therapeutischen oder orthopädischen Operationen, bestimmten Krebsarten usw. Allerdings hat es Schwierigkeiten, angemessene Unterstützung für die 2,2 Millionen Menschen (BFS Schweiz, 2015) zu finden, die an chronischen und multimorbiden Erkrankungen leiden. Das ist etwa jeder Fünfte über 50 Jahre.

Warum das wichtig ist

Diese Statistiken sind nicht nur Zahlen auf einem Blatt Papier – sie stehen für echte Leben, die durch chronische Krankheiten grundlegend verändert wurden. Ich sehe Gesichter: die Frau, die mir im Wartezimmer gegenübersitzt, den Kollegen, die Kollegin, der / die sich während Besprechungen leise hinausbegibt, um seine / ihre Medikamente einzunehmen, und mein eigenes Spiegelbild.

Das kaputte Gesundheitssystem ist nicht nur eine akademische Beobachtung oder ein politisches Gesprächsthema – es ist eine tägliche Realität, die darüber entscheidet, ob Menschen wie wir arbeiten, Beziehungen pflegen oder einfach nur den Tag ohne überwältigende Schmerzen überstehen können. Wenn wir das Ausmaß dieses Problems verstehen, erkennen wir, dass unsere individuellen Kämpfe Teil einer größeren systemischen Herausforderung sind. Diese Perspektive ist wichtig, weil sie den Fokus von persönlichem Versagen («Warum werde ich nicht einfach gesund?») auf systemische Unzulänglichkeiten («Wie können wir Gesundheitssysteme schaffen, die komplexen Patient:innen tatsächlich helfen?») verlagert.

Vor allem aber hilft uns das Erkennen dieser Muster, Hindernisse zu antizipieren und zu umgehen, anstatt von ihnen überrascht zu werden. Wenn Sie verstehen, dass Fragmentierung nicht nur Ihre persönliche Erfahrung ist, sondern im System selbst verankert ist, können Sie strategischere Ansätze für Ihre Versorgung entwickeln – Ansätze, die wir in diesem Kapitel untersuchen werden.

Es ist wichtig, die Landschaft chronischer Erkrankungen zu kennen. Patient:innen werden in einer leistungsorientierten Gesellschaft oft allein gelassen. Sie sind häufig allein in einem Aquarium mächtiger Akteure. Jakob Passweg, Chefarzt der Hämatologieklinik des Universitätsspitals Basel, sagte in einem Interview mit einer Schweizer Zeitung: «Die Gier der Pharmaunternehmen kennt keine Grenzen.»

PROBIEREN SIE FOLGENDES AUS: Erstellen Sie eine visuelle Karte Ihres Gesundheitsnetzwerks. Zeichnen Sie einen Kreis mit sich selbst im Zentrum und fügen Sie dann Kreise für jeden Anbieter, Spezialisten und jede Unterstützungsperson in Ihrem Betreuungsteam hinzu. Verbinden Sie diese mit Linien und notieren Sie deren Fachgebiete und wie sie miteinander kommunizieren (oder nicht). Diese visuelle Darstellung kann Ihnen helfen, Lücken in der Pflegekoordination und potenzielle Verbündete auf Ihrem Weg durch das Gesundheitssystem zu identifizieren.

Es ist wichtig, diese komplexe Landschaft zu verstehen, da sie sich direkt auf die Art und Weise auswirkt, wie die Versorgung erfolgt. Eine der größten Herausforderungen für Patient:innen ist die Fragmentierung zwischen verschiedenen Fachärzt:innen und Systemen. Lassen Sie uns untersuchen, wie diese Fragmentierung zusätzliche Belastungen für diejenigen verursacht, die bereits mit chronischen Erkrankungen zu kämpfen haben.

Fragmentierte Versorgung: Ein kaputtes System
Fragmentierte Versorgung ist ein Gesundheitssystem, in dem Patient:innen von mehreren Anbieter:innen oder in verschiedenen Gesundheitseinrichtungen versorgt werden, ohne dass eine angemessene Koordination, Kommunikation oder Zusammenarbeit zwischen den beteiligten Stellen stattfindet. Rechtliche Rahmenbedingungen, Finanzierungsstrukturen, Spezialisierung und Datenmanagement sind nur einige der Faktoren, die zur Fragmentierung beitragen. Die Folge sind Versorgungslücken, Doppelversorgungen, ineffiziente Ressourcennutzung und potenziell suboptimale Gesundheitsergebnisse für die Patient:innen.

Katharina Fierz, Professorin für Pflege an der Zürcher Hochschule für Angewandte Wissenschaften (ZHAW), sagt, dass Patient:innen mit chronischen Erkrankungen nicht ausreichend betreut werden. Das bedeutet in der Regel, dass eine Verschlechterung des Gesundheitszustands nicht erkannt oder zu spät erkannt wird und Patient:innen oft als Notfall ins Krankenhaus eingeliefert werden müssen, was zu vermeidbaren Kosten führt.

Diese systemischen Probleme mögen abstrakt erscheinen, aber für die Patient:innen bedeuten sie sehr reale persönliche Kosten. Die Fragmentierung existiert nicht nur auf dem Papier – sie verursacht konkrete Belastungen, die sich auf das tägliche Leben und die Gesundheitsergebnisse auswirken. Meine eigene Erfahrung zeigt, wie sich dies in der Praxis auswirkt.
Die persönlichen Kosten der Fragmentierung
Die Behandlung von Schmerzen und die Erhaltung der Gesundheit sind zeitaufwändig. Im Laufe der Jahre habe ich mehr als 104 Ärzt:innen und Spezialist:innen aufgesucht.

- *Nummer 23*: Er erwähnte immer wieder, dass er in politischer Hinsicht nicht mit mir übereinstimme und dass ich ein ‹Menschenrechtsaktivist› sei.
- *Nummer 45*: Er versuchte, mich als Person zu sehen, nicht nur als Patienten.
- *Nummer 55*: Er war unhöflich, hat bei Schulteroperationen und Anästhesien an Hygiene und Standardverfahren

gespart, um mehr Patient:innen behandeln zu können. Regelmässig stellte er zu hohe Rechnungen für Konsultationen gestellt, Ärzt:innen in Asien diskreditiert und stigmatisierende Kommentare abgegeben.

Ich habe viel gesehen und erlebt. Die hohe Anzahl der Ärzt:innen, die ich konsultiert habe, ist zum Teil darauf zurückzuführen, dass ich in verschiedenen Ländern gelebt habe, aber auch auf zahlreiche Überweisungen. Das Gesundheitssystem in der westlichen Welt ist weitgehend kaputt, gewinnorientiert, teuer und fragmentiert. Zu wenige Ärzt:innen betrachten den Menschen als Ganzes und haben das Ziel, Gesundheit und Lebensqualität zu fördern. Die meisten werden dafür bezahlt, einzelne Probleme im Zusammenhang mit dem Körperteil zu behandeln, auf den sie sich spezialisiert haben. Gesundheitssysteme belohnen Ärzt:innen in der Regel nicht für die Förderung des Wohlbefindens oder der Gesundheit, sondern für die Durchführung bestimmter Verfahren. Dies führt zu einigen guten, aber oft auch schädlichen oder sogar katastrophalen Ergebnissen.

PROBIEREN SIE FOLGENDES AUS: Führen Sie ein System mit ‹Anbieter-Bewertungskarten› ein. Bewerten Sie Ihren Anbieter nach jedem Arztbesuch auf einer Skala von 1–5 in Kategorien wie: hört gut zu, erklärt klar und verständlich, respektiert meine Zeit, berücksichtigt mein gesamtes Gesundheitsbild und arbeitet gut mit meinen anderen Anbietern zusammen. Nutzen Sie diese Bewertungen, um zu entscheiden, welche Anbieter Ihr Vertrauen weiterhin verdienen und welche Beziehungen möglicherweise überdacht werden sollten.

Diese Fragmentierung wirkt sich nicht nur auf die Qualität der medizinischen Versorgung aus – sie schafft auch eine völlig neue Aufgabe für Patient:innen: Sie müssen zu ihren eigenen Pflegekoordinatoren werden. Wenn medizinische Systeme es versäumen, die Punkte miteinander zu verbinden, fällt diese

Verantwortung direkt auf die Schultern derjenigen, die dafür am wenigsten gerüstet sind.

Die Last der Selbstkoordination

Mir wurde nie professionelle Unterstützung angeboten, um mich durch die Tausenden von Konsultationen, Therapiesitzungen und unzähligen Blutuntersuchungen zu navigieren. Einsamkeit entsteht nicht nur durch den emotionalen Stress und die Traurigkeit, die mit Schmerzen und Krankheit einhergehen, sondern auch durch den Mangel an Unterstützung für chronisch kranke Menschen. In einer typischen Woche arbeite ich 45 bis 50 Stunden, nehme an zwei Arztterminen oder Therapiesitzungen teil, verwalte die Versorgung mit 15 Schmerzmitteln, verbringe zwei Stunden mit einer Infusion, ertrage bis zu 12 Stunden starke Schmerzen und widme unzählige Stunden der nicht medikamentösen Schmerzbehandlung (Taping, Bäder, Sauna, Meditation und Körperarbeit).

In vielen Fällen ist es Aufgabe der chronisch kranken Menschen selbst, Arzttermine zu koordinieren, die Auswirkungen der Maßnahmen verschiedener Fachärzte zu bewerten, sicherzustellen, dass keine Nebenwirkungen oder Komplikationen auftreten, unterstützende Therapien zu koordinieren und die Bereitstellung und Einnahme von Medikamenten zu verwalten. Das Fallmanagement wird in der Schweiz immer zugänglicher, aber es ist wichtig zu beachten, dass es oft von den wirtschaftlichen Interessen der Krankenkassen, Arbeitnehmer und anderer Interessengruppen bestimmt wird. Dennoch können professionelle Pflege und Fallmanagement eine wichtige Rolle dabei spielen, chronisch kranken Menschen zu helfen, ihre wirtschaftliche Unabhängigkeit zu bewahren und sich in das soziale Gefüge zu integrieren.

Laut Gerber (2023, S. 9) gehören zu den Aufgaben von Fallmanager:innen:

- *Unterstützer:innen*: Coaches und Motivatoren.
- Fürsprecher:innen: Patient:innen stärken und für ihre Rechte eintreten.
- *Gatekeeper:innen:* Hilfe bei der Navigation und Koordination von Behandlungen.
- *Vermittler:innen:* Zugang zu Dienstleistungen ermöglichen.

PROBIEREN SIE FOLGENDES AUS: Erstellen Sie eine persönliche ‹Checkliste für Arztbesuche› für vor, während und nach Terminen. Nehmen Sie Punkte wie diese auf: Termin bestätigen, Medikamentenliste mitbringen, drei wichtige Fragen vorbereiten, nach der Koordination mit anderen Behandlungen fragen, eine Zusammenfassung des Besuchs anfordern und Ihre persönliche Gesundheitsakte aktualisieren. Dieser standardisierte Prozess reduziert die mentale Belastung durch die Selbstkoordination und trägt dazu bei, dass Sie bei jedem Arztbesuch das bekommen, was Sie brauchen.

Die Herausforderungen der Selbstkoordination existieren nicht in einem Vakuum – sie sind Teil eines breiteren sozialen und wirtschaftlichen Kontexts, der die Art und Weise prägt, wie chronische Krankheiten erlebt und behandelt werden. Die persönliche Belastung geht über die medizinische Versorgung hinaus und umfasst auch finanzielle Belastungen und soziale Stigmatisierung.

Die sozialen und wirtschaftlichen Auswirkungen

In der Schweiz gibt es eine obligatorische Invaliditätsversicherung für alle Einwohner und Arbeitnehmer. Die Politik der Bereitstellung von Renten und anderen Unterstützungsleistungen für chronisch kranke Menschen ist jedoch sehr restriktiv. Die Schweizerische Volkspartei (SVP) führte 2003 eine koordinierte, schmutzige Verleumdungskampagne gegen behinderte und chronisch kranke Menschen durch, wobei sie den Begriff ‹Pseudo-Behinderte› verwendete. Dies wurde von populistischen Medien und konservativen Parteien unterstützt und führte zu einer Gegenreaktion, in der die Reichen und Gesunden gefeiert werden, während die Schwachen und ‹Armen› mit Verachtung und Stigmatisierung behandelt werden. Diese Sichtweise mag zu schwarzweiß sein, aber leider ist dieses Muster die Norm.

Der Film ‹Krank sein macht arm – arm sein macht krank› der Schweizerischen Konferenz für Sozialhilfe (SKOS) berichtet darüber, was es bedeutet, in der Schweiz von Armut betroffen und krank zu sein. Armut ist ein erheblicher Risikofaktor für chronische Erkrankungen. Der Soziologe und Armutsforscher Ueli Mäder stimmt zu: «Von Karies bis AIDS: Je geringer das Einkommen, desto mehr Menschen sind betroffen und desto schlechter ist ihr Zugang zur Gesundheitsversorgung.» Leider gilt auch das Gegenteil. Chronisch krank zu sein führt in die Armut.

Laut Yousuf Zafar (2016) beschreibt finanzielle Toxizität sowohl die objektive finanzielle Belastung durch Krankheitskosten und Einkommensverlust als auch die subjektive finanzielle Notlage. Laut internationaler Literatur sind Frauen, jüngere Menschen, Patient:innen mit niedrigem Einkommen und Wohnsitz auf dem Land sowie Menschen mit höherer Krankheitsschwere einem höheren Risiko für subjektive finanzielle Notlagen ausgesetzt.

Ich habe noch keine spezifischen Forschungsarbeiten zu diesem Thema in der Schweiz gefunden, was an sich schon deutlich zeigt, wie wenig Aufmerksamkeit diesem Thema geschenkt wird. Philipp Frei von der Budgetberatung Schweiz und sein Team führen derzeit Forschungen zu diesem wichtigen Thema durch.

Der politische Wille in der Schweiz geht dahin, ein System zu fördern, in dem reiche Menschen mehr Steuervorteile und strukturelle Unterstützung erhalten als Menschen, die in Armut leben oder krank sind. Dies hat einen enormen Einfluss darauf, ob jemand lebt und gesund ist oder nicht.

Auch wenn diese systemischen und sozialen Herausforderungen überwältigend erscheinen mögen, sind wir dennoch nicht machtlos. Durch die Entwicklung strategischer Behandlungsansätze können Patient:innen dieses schwierige Terrain effektiver navigieren und sich für eine bessere Versorgung einsetzen. Lassen Sie uns untersuchen, wie wir trotz dieser Hindernisse eine kohärente Strategie entwickeln können.

Einen strategischen Ansatz für die Behandlung finden

Viele Patient:innen mit Langzeiterkrankungen leiden unter Komorbidität (zwei Erkrankungen gleichzeitig) oder Multimorbidität, auch bekannt als multiple Langzeiterkrankungen (MLTC), was bedeutet, dass sie mit zwei oder mehr chronischen Krankheiten leben. Beispielsweise könnte eine Person gleichzeitig an Diabetes, einer Herzerkrankung und Depressionen leiden. Bei der Behandlung von Patient:innen besteht ein erheblicher Koordinationsbedarf an allen Schnittstellen. Dies gilt insbesondere für Menschen mit chronischen Erkrankungen, bei denen eine gut koordinierte, enge Zusammenarbeit aller Beteiligten unerlässlich ist.

PROBIEREN SIE FOLGENDES AUS: Führen Sie alle sechs Monate eine persönliche ‹Überprüfung der Behandlungsstrategie› durch. Nehmen Sie sich Zeit, um zu evaluieren, welche Behandlungen helfen, welche Probleme verursachen und welche neuen Optionen es wert sein könnten, in Betracht gezogen zu werden. Es kann hilfreich sein, dies im Gespräch mit einem Freund, einer Freundin zu tun. Erstellen Sie ein Dokument, in dem Sie Ihren aktuellen Gesundheitszustand, Ihre Behandlungen und Ihre Ziele zusammenfassen, und teilen Sie es Ihrem Hausarzt, Ihrer Hausärztin mit, um seine Meinung zu Ihrer gesamten Behandlungsstrategie einzuholen.

Strategische Ansätze werden noch wichtiger, wenn mehrere Erkrankungen gleichzeitig behandelt werden müssen. Mit jeder Diagnose steigt die Komplexität, was zu besonderen Herausforderungen führt, die eine sorgfältige Planung erfordern.

Die Herausforderungen bei Mehrfacherkrankungen

Komorbiditäten sind in der Regel langfristig oder chronisch. Sie können miteinander interagieren, müssen dies aber nicht unbedingt. Das Leiden an zwei unterschiedlichen Erkrankungen kann die Gesamtbehandlung Ihrer Krankheit erschweren. Wenn bei Ihnen mehr als eine Krankheit diagnostiziert wurde, haben Sie nicht nur unterschiedliche Symptome und Auslöser für jede Erkrankung, sondern benötigen auch unterschiedliche Behandlungspläne, um diese zu bewältigen.

Wenn Sie gleichzeitig an mehreren Erkrankungen leiden, müssen Sie möglicherweise mehr als ein verschreibungspflichtiges Medikament einnehmen, um diese zu behandeln. Dies wird als Polypharmazie bezeichnet und bringt besondere Herausforderungen mit sich. Es besteht das Risiko, dass eines Ihrer Medikamente mit der Behandlung eines anderen Problems oder mit Ihrer anderen Erkrankung interagiert. Diese Wechselwirkungen könnten die Wirksamkeit des Medikaments für Sie verringern. In einigen Fällen können unerwünschte Reaktionen auftreten.

Diese Mehrfacherkrankungen erfordern komplexe Behandlungspläne, die harmonisch zusammenwirken müssen, anstatt sich gegenseitig zu behindern. Die praktische Umsetzung dieser Pläne erfordert sowohl medizinische Anleitung als auch die Wachsamkeit der Patient:innen.

Komplexe Behandlungspläne bewältigen

Wenn bei Ihnen mehrere Erkrankungen diagnostiziert wurden, haben Sie nicht nur unterschiedliche Symptome und Auslöser für jede Krankheit, sondern benötigen auch unterschiedliche Behandlungspläne, um diese unter Kontrolle zu bringen. Wenn Sie wegen eines Gesundheitsproblems einen Facharzt, eine Fachärztin aufsuchen, teilen Sie ihm / ihr Ihre vollständige Krankengeschichte mit. Auf diese Weise kann Ihr Arzt, Ihre Ärztin alle Ihre Probleme berücksichtigen und einen Behandlungsplan erstellen, der Ihren Präferenzen, Toleranzen und Bedürfnissen entspricht.

Je nach Ihren Begleiterkrankungen und Behandlungsbedürfnissen müssen Sie möglicherweise die Besuche und Behandlungen zwischen Fachärzten und Pflegekräften koordinieren.

Als Patient mit mehreren Langzeiterkrankungen (MLTC) ist es oft schwierig, den Überblick über die verschiedenen Behandlungen zu behalten und deren Auswirkungen zu beurteilen. Ich begann mit der Einnahme eines TNF-Hemmers, einem Medikament, das die physiologische Reaktion auf den Tumornekrosefaktor (TNF) unterdrückt, der Teil des Entzündungsprozesses ist. Etwa zur gleichen Zeit führte ein anderer Facharzt eine Radiofrequenzablation durch – ein minimalinvasives Verfahren, bei dem die Nervenfasern, die Schmerzsignale an das Gehirn weiterleiten, zerstört werden – und verschrieb mir ein neues Medikament zur Schmerzlinderung. Beide Ärzte baten mich, auf mögliche Nebenwirkungen zu achten, darunter Übelkeit, Magenkrämpfe, innere Blutungen, Kopfschmerzen, Gelenkschmerzen, Schwellungen und Dutzende anderer potenzieller Probleme.

Meine hervorragende Psychologin, die ich in der folgenden Woche traf, ermutigte mich, den Empfehlungen meiner Ärzt:innen zu folgen und meine Energie auf alles zu konzentrieren, was mir Freude und Gesundheit bringt. Bei einer Teamveranstaltung, zu der ich mich trotz Übelkeit, Schwindel und extremer Müdigkeit nach einem Workshop mit der Polizei gezwungen hatte, schlug mir meine Kollegin Daniela vor, eine neue Therapie auszuprobieren, von der sie gehört hatte und bei der natürliche Heilmittel aus Höhenlagen zum Einsatz kommen. Als ich auf ihren unaufgeforderten Rat mit einem höflichen Dankeschön reagierte, antwortete sie: «Sie sollten nicht aufgeben und alternative Möglichkeiten ausprobieren! Die Kritik in ihrer Stimme war unüberhörbar. Obwohl sie nie in meiner Situation war, zeigte sie, dass sie mit den Prioritäten, die ich gesetzt hatte, nicht einverstanden war. Die Auswahl von Behandlungsplänen und deren Umsetzung kann sehr anstrengend, beängstigend und herausfordernd sein.

Probieren Sie Folgendes aus: Erstellen Sie ein ‹Behandlungswirkungs-Tagebuch› mit einer einfachen Tabelle mit vier Spalten: Datum, Behandlung / Medikamente, beobachtete Wirkungen (positiv und negativ) und Fragen an den Arzt, die Ärztin. Nach Beginn einer neuen Behandlung oder Medikation sollten Sie in den ersten zwei Wochen täglich und danach wöchentlich Einträge vornehmen. Diese systematische Nachverfolgung hilft Ihnen, Muster zu erkennen und liefert konkrete Daten, die Sie mit Ihrem Gesundheitsteam besprechen können.

Selbst der perfekteste Behandlungsplan funktioniert nur, wenn er konsequent befolgt wird. Dies bringt uns zu einem wichtigen, aber oft übersehenen Aspekt der Behandlung chronischer Erkrankungen: der Therapietreue.

Die Bedeutung der Therapietreue

Die Einhaltung der Therapie, auch bekannt als Medikamenten- oder Behandlungstreue, ist für Menschen mit Langzeiterkrankungen von entscheidender Bedeutung. Die konsequente Befolgung des verschriebenen Behandlungsplans hilft, die Krankheit effektiv zu behandeln, ihr Fortschreiten zu verhindern oder zu verzögern und das Risiko von Komplikationen zu verringern. Die Einhaltung der Therapie ermöglicht es, dass Medikamente und andere Behandlungen wie vorgesehen wirken und die bestmöglichen Gesundheitsergebnisse erzielen. In einigen Fällen kann die Nichteinhaltung von Medikamentenregimen zur Entwicklung resistenter Bakterien- oder Virusstämme beitragen, wodurch die Krankheit in Zukunft schwieriger zu behandeln ist.

Ich habe die Erfahrung gemacht, dass es hilfreich ist, eine Therapiestrategie zu wählen und diese dann für einen mit meinen Ärzt:innen vereinbarten Zeitraum einzuhalten, bevor ich sie neu bewerte. Ich frage das medizinische Personal, ob und welche adjuvanten Therapien empfohlen und zulässig sind. Es ist hilfreich, die primären Gesundheitsdienstleistenden in diese Gespräche einzubeziehen, um das Risiko unerwünschter Komplikationen oder Nebenwirkungen zu minimieren und die Verantwortung für diese Entscheidungen zu teilen.

Probieren Sie Folgendes aus: Entwickeln Sie ein personalisiertes System zur Einhaltung Ihrer Medikamenteneinnahme und Behandlung. Dazu können Sie beispielsweise Pillendosen verwenden, Erinnerungen auf Ihrem Smartphone einrichten, visuelle Tabellen erstellen oder eine App finden, die Ihren Bedürfnissen entspricht. Probieren Sie verschiedene Ansätze aus, bis Sie einen finden, der sich nahtlos in Ihren Alltag einfügt. Beobachten Sie dann zwei Wochen lang, wie gut Sie sich daranhalten, notieren Sie alle Herausforderungen oder Muster bei versäumten Behandlungen und überlegen Sie sich Lösungen für diese spezifischen Hindernisse.

Die Einhaltung der Therapie ist zwar entscheidend, aber es ist ebenso wichtig zu erkennen, dass unsere Beziehung zur Behandlung nicht statisch ist. Der Weg mit einer chronischen Erkrankung verläuft in Phasen, die jeweils unterschiedliche Bedürfnisse und Erwartungen mit sich bringen. Das Verständnis dieser Rhythmen kann uns helfen, unser Tempo für den Marathon der Behandlung anzupassen.

Phasen und Erwartungen: Die Reise in Etappen

Das Leben mit einer chronischen Erkrankung verwandelt die Selbstversorgung in eine anstrengende Verpflichtung – einen endlosen Marathon der Optimierung, bei dem sich die Ziellinie ständig verschiebt. Wir suchen ständig nach Möglichkeiten, die negativen Auswirkungen von Krankheiten zu verringern, die Wirksamkeit von Behandlungen zu verbessern und manchmal sogar nach einem Wundermittel für eine oder mehrere unserer Erkrankungen.

Ein sehr kompetenter und erfahrener Arzt, der in der Region für seine diagnostischen Fähigkeiten bekannt ist, gab mir folgenden Rat: «Manche Menschen mit seltenen oder nicht eindeutig diagnostizierten Krankheiten verbringen ihr ganzes Leben damit, nach dem Wundermittel zu suchen. Verpassen Sie nicht Ihr Leben. Vielleicht ist es besser für Sie, sich sowohl mit dem, was Sie nicht wissen, als auch mit dem, was Sie wissen, abzufinden.»

Die Orientierung im Labyrinth der Behandlungsmöglichkeiten stellt eine große psychische Belastung dar. Kritische Fragen wiegen schwer:

- Welchen Expertenempfehlungen kann ich vertrauen?»
- Sollte ich den Rat meines Arztes, meiner Ärztin gegenüber anderen Empfehlungen vorziehen?»
- Sind die potenziellen Vorteile neuer Behandlungen das Risiko unbekannter Nebenwirkungen wert?»
- «Wie wirkt diese Therapie mit den Behandlungen meiner anderen Erkrankungen zusammen?»
- «Welche Nebenwirkungen könnten auftreten und wie wirken sie sich auf mein tägliches Leben und meine Arbeit aus?»

Über diese praktischen Bedenken hinaus stellt sich eine emotionale Frage: «Habe ich die Widerstandsfähigkeit und den Mut, mögliche Rückschläge und Enttäuschungen zu verkraften, wenn die neue Therapie nicht wie erhofft hilft?»

Genau wie Marathonläufer profitieren auch wir Menschen mit chronischen Erkrankungen davon, wenn wir unseren medizinischen Weg in überschaubare Phasen unterteilen:

- *Abenteuer-Modus:* Ich fühle mich mutig und bereit, neue Behandlungen auszuprobieren.
- *Stabilitäts-Modus:* Ich behalte einfach bei, was derzeit funktioniert, und konzentriere mich auf Stabilität.
- *Hail-Mary-Modus:* Ich bin offen für größere Risiken, wenn mir keine sichereren Optionen mehr zur Verfügung stehen.

VERSUCHEN SIE FOLGENDES: Identifizieren Sie, in welchem ‹Modus› Sie sich derzeit mit Ihrem Behandlungsansatz befinden (Abenteuer, Beständigkeit oder Hail-Mary), und schreiben Sie auf, wie sich dies auf Ihre Entscheidungsfindung auswirkt. Entscheiden Sie dann bewusst, ob dieser Modus Ihnen derzeit gut dient oder ob Sie von einem Wechsel zu einem anderen Ansatz profitieren könnten. Teilen Sie Ihre Überlegungen mit einem / einer vertrauenswürdigen Gesundheitsdienstleistenden oder einer Vertrauensperson, um deren Perspektive einzuholen.

Das Erkennen dieser Phasen führt uns zu einer umfassenderen Frage: Wie können wir in diesem komplexen Therapiedschungel nicht nur überleben, sondern tatsächlich gedeihen? Durch jahrelanges Ausprobieren habe ich wichtige Praktiken identifiziert, die über spezifische Behandlungen hinausgehen und das allgemeine Wohlbefinden fördern.

Vertrauen in den Prozess: Bewährte Methoden für ein gutes Leben

Das Leben mit einer chronischen Erkrankung bringt einzigartige Herausforderungen mit sich, aber mit dem richtigen Ansatz können Sie Ihre Chancen auf ein gutes und erfülltes Leben verbessern. Eine vollständige Heilung ist zwar selten, aber eine wirksame Behandlung kombiniert medizinische Beratung, eine gesunde Lebensweise und eine positive Einstellung. Hier sind einige wichtige Strategien, die mir auf diesem Weg geholfen haben:

1. Informieren Sie sich

Suchen Sie nach zuverlässigen, aktuellen Informationen über Ihre Erkrankung, Behandlung und Behandlungsmöglichkeiten. Es ist sehr üblich, im Internet nach Informationen zu suchen, um die Symptome zu verstehen. Das ist jedoch nicht ganz einfach. Die Bewertung der Qualität von Informationen erfordert Zeit und Mühe. Und ich möchte meiner Erkrankung nur eine begrenzte Zeit und Aufmerksamkeit widmen.

2. Verstehen Sie Ihre Medikamente und Behandlungspläne

Nehmen Sie sich Zeit, um den Zweck, die richtige Anwendung und mögliche Nebenwirkungen jedes Medikaments zu verstehen. Als mein Rheumatologe mir einen neuen TNF-Hemmer verschrieb, stellte ich detaillierte Fragen dazu, wie er mit meinen bestehenden Behandlungen interagieren würde und auf welche Warnzeichen ich achten muss. Dieses Wissen stillt nicht nur meine Neugier – es bildet auch die Grundlage für die Einhaltung der Behandlung, insbesondere in schwierigen Zeiten. An Tagen, an denen mir aufgrund der Nebenwirkungen übel und schwindelig ist, gibt mir das genaue Verständnis, wie dieses Medikament meine Entzündung lindert, die Entschlossenheit, die Behandlung fortzusetzen, anstatt sie abzubrechen. Ihr Arzt, Ihre Ärztin oder Apotheker:in kann Ihnen wertvolle Erklärungen geben, die komplexe medizinische Informationen in praktisches Wissen umsetzen, das Sie täglich anwenden können.

3. Setzen Sie sich erreichbare Ziele und gliedern Sie Ihren Weg in Phasen

Teilen Sie Ihren Weg zur Gesundheit in überschaubare Meilensteine ein, anstatt sich ausschließlich auf eine schwer fassbare ‹Heilung› zu konzentrieren. Als ich nach meiner Schulteroperation mit der Physiotherapie begann, legte ich gemeinsam mit meinem Therapeuten wöchentliche Ziele fest – zunächst die Wiedererlangung einer Bewegungsfreiheit von 15 Grad, dann die Stärkung meiner Schulter, um eine Kaffeetasse ohne Schmerzen heben zu können. Jeden Donnerstag hielt ich meine Fortschritte in einem speziellen Tagebuch fest und notierte selbst die kleinsten Verbesserungen. Diese kleinen Erfolge – meine Haare ohne Hilfe waschen zu können oder 30 Minuten lang Auto zu fahren, ohne dass meine Schulter ermüdete – lieferten konkrete Beweise für Fortschritte, wenn größere Ziele noch in weiter Ferne lagen. Ich habe gelernt, diese Momente bewusst zu feiern: indem ich einem / einer unterstützenden Freund:in eine SMS schreibe, mir eine kleine Belohnung gönne oder einfach meine Beharrlichkeit anerkenne.

Diese Vorgehensweise verwandelt den Marathon der Bewältigung einer chronischen Erkrankung in eine Reihe kürzerer, leichter zu bewältigender Etappen, sodass sich die überwältigende Reise auch an schwierigen Tagen machbar anfühlt.

4. Entwickeln Sie Fähigkeiten zum Umgang mit Schmerzen und Müdigkeit

Schmerzen und Müdigkeit sind nicht nur Symptome – sie sind zentrale Herausforderungen, die spezielle Strategien erfordern. Ich halte ein ganzes Instrumentarium bereit: Wärmetherapie gegen morgendliche Steifheit, Meditationstechniken gegen Durchbruchschmerzen und geplante Ruhephasen, bevor die Müdigkeit überhandnimmt. Arbeiten Sie mit Spezialisten zusammen, um einen individuellen Ansatz zu entwickeln, der medizinische Maßnahmen mit Selbstmanagementtechniken kombiniert, die zu Ihrem Alltag passen.

5. Suchen Sie emotionale Unterstützung

Chronische Krankheiten können zu einer tiefen Isolation führen, daher sind soziale Kontakte eine wichtige Medizin. Nachdem ich jahrelang alleine gelitten hatte, fand ich unerwartete Kraft in einer sorgfältig ausgewählten Online-Community von anderen Autoimmunpatient:innen. Seien Sie wählerisch – einige Foren haben mich aufgebaut, während andere mich noch tiefer in die Verzweiflung getrieben haben. Finden Sie heraus, welche Beziehungen Ihnen Energie geben und welche Sie eher erschöpfen, sei es professionelle Beratung, enge Freund:innen oder strukturierte Selbsthilfegruppen.

6. Planen Sie für die Zukunft

Meine Beziehung zur Zukunft veränderte sich, als ich aufhörte, auf perfekte Gesundheit zu warten, um mein Leben in vollen Zügen zu genießen. Anstatt meine Träume auf unbestimmte Zeit zu verschieben, passte ich sie an meine aktuelle Realität an – ich tauschte Bergsteigen gegen Fotografie, erlebte aber weiterhin die Schönheit der Natur. Führen Sie offene Gespräche mit Ihren Ärzten über realistische Prognosen und passen Sie dann Ihre Lebensvision entsprechend an, ohne dabei deren Kern aufzugeben.

7. Führen Sie einen gesunden Lebensstil
Die Grundlagen sind bei der Behandlung chronischer Erkrankungen noch wichtiger. Wenn ich mich auf nährstoffreiche Mahlzeiten und sanfte Bewegung im Rahmen meiner Möglichkeiten konzentriere, lassen sich meine Symptome besser bewältigen.

8. Üben Sie Selbstvertretung und Selbstmitgefühl
Ich habe einmal stillschweigend die abweisende Beurteilung eines Spezialisten akzeptiert, bis ich den Mut fand, mich zu äußern – was letztendlich zu einer bahnbrechenden Diagnose führte. Ihre Erkenntnisse über Ihren Körper verdienen Raum in medizinischen Gesprächen. Ebenso wichtig ist es, sich selbst die gleiche Freundlichkeit entgegenzubringen, die Sie einem Freund, einer Freundin in schwierigen Zeiten entgegenbringen würden. In meinen täglichen Tagebucheinträgen erkenne ich sowohl Schwierigkeiten als auch Stärken an und schaffe so einen mitfühlenden Dialog mit mir selbst.

9. Entdecken Sie ergänzende Therapien
Als die traditionelle Medizin meine Schmerzen nicht vollständig lindern konnte, verschaffte mir Akupunktur unerwartete Linderung für bestimmte Symptome. Ich betrachte ergänzende Therapien als potenzielle Partner der konventionellen Behandlung – nicht als Ersatz. Besprechen Sie diese Ansätze immer mit Ihrem Hausarzt, Ihrer Hausärztin und konzentrieren Sie sich auf evidenzbasierte Optionen mit minimalen Risiken. Das Ziel ist die Integration, um einen umfassenden Ansatz zu schaffen, der auf Ihre individuellen Bedürfnisse zugeschnitten ist.

10. Bewahren Sie Ihre gesamte Identität
An meinen schlimmsten Tagen wurde ich manchmal zu nichts anderem als einer Ansammlung von Symptomen. Die Wiedererlangung meiner Identität jenseits der Krankheit – als Fotograf,

Freund und Mentor – gab mir einen Sinn zurück, den Medikamente allein nicht bieten konnten. Nehmen Sie sich Zeit für Aktivitäten, die Sie mit Ihrem innersten Selbst verbinden, auch wenn sie angepasst werden müssen. Ihre Krankenakte enthält Ihre Diagnose – nicht die Definition dessen, wer Sie sind.

Denken Sie daran, dass ein gutes Leben mit einer chronischen Erkrankung ein kontinuierlicher Prozess der Anpassung und des Lernens ist. Durch die Umsetzung dieser Strategien und eine proaktive Herangehensweise an Ihre Gesundheit können Sie Ihre Lebensqualität maximieren und trotz Ihrer Herausforderungen Erfüllung finden.

Vertrauen Sie auf den Heilungs- und Behandlungsprozess, aber auch auf Ihre Fähigkeit, diese komplexe Reise zu meistern. Der Weg durch den Dschungel der Therapien mag kurvenreich und schwierig sein, aber mit Geduld, Ausdauer und den richtigen Strategien können Sie Ihren Weg zu einem guten Leben mit einer chronischen Erkrankung finden.

PROBIEREN SIE FOLGENDES AUS: Wählen Sie nur EINE der zehn oben aufgeführten bewährten Methoden aus, die Ihnen derzeit am meisten zusagt. Nehmen Sie sich vor, diese eine Methode in der kommenden Woche bewusster in Ihrem Leben umzusetzen. Notieren Sie sich täglich kurz, wie Sie diese Maßnahme umgesetzt haben und welchen Unterschied sie bewirkt hat. Bewerten Sie nach einer Woche, ob und wie sich diese konzentrierte Aufmerksamkeit auf einen Bereich auf Ihr allgemeines Wohlbefinden ausgewirkt hat.

Während diese zeitlosen Maßnahmen die Grundlage für ein effektives Selbstmanagement bilden, bieten moderne Hilfsmittel zusätzliche Vorteile, die früheren Generationen von Patient:innen mit chronischen Erkrankungen nicht zur Verfügung standen. Die Technologie liefert heute leistungsstarke Macheten, mit denen sich zuvor undurchdringliche Teile des Therapiedschungels durchschneiden lassen.

Technologie nutzen, um sich im Therapiedschungel zurechtzufinden

Auf meiner Reise durch den Therapiedschungel habe ich eine unschätzbare Machete entdeckt: künstliche Intelligenz (KI) und digitale Gesundheitsinstrumente. Vor Terminen nutze ich KI, um meine komplexe Krankengeschichte zu organisieren, Behandlungsmöglichkeiten zu recherchieren und präzise Fragen für meine Gesundheitsdienstleistenden zu formulieren. Diese Vorbereitung verwandelt potenziell überwältigende 15-minütige Konsultationen in fokussierte, produktive Gespräche. Anstatt mich durch meine Symptome zu kämpfen, während ich mit einem ‹Brain Fog› zu kämpfen habe, komme ich mit einer klaren Agenda, die unsere begrenzte gemeinsame Zeit optimal nutzt. Das Ergebnis sind kooperativere Behandlungsentscheidungen und weniger verpasste Interventionsmöglichkeiten.

Die kontinuierlichen Überwachungsfunktionen digitaler Gesundheitsinstrumente haben mein Verständnis für die Muster meines Körpers revolutioniert. Meine Smartwatch zeichnet meine Schlafqualität, Herzfrequenzvariabilität und Aktivitätslevel auf – Messwerte, die subtile Verschlechterungen aufzeigen, bevor sie sich zu voll ausgeprägten Schüben entwickeln. Eine KI-gestützte App zur Schmerzverfolgung hilft mir dabei, Zusammenhänge zwischen meinen Aktivitäten, Umweltfaktoren und der Intensität meiner Symptome zu erkennen, die ich manuell niemals bemerkt hätte. Diese Erkenntnisse geben mir ein Gefühl der Kontrolle inmitten der Unvorhersehbarkeit meiner chronischen Erkrankung und liefern objektive Daten, die ich mit Spezialisten teilen kann, die sich sonst bei meinen seltenen Besuchen ausschließlich auf meine subjektiven Berichte verlassen müssten.

Am bedeutendsten ist vielleicht, dass die Technologie die Isolation verringert hat, die oft mit der Bewältigung komplexer gesundheitlicher Herausforderungen einhergeht. Über Patient:innenportale habe ich Zugriff auf meine vollständigen medizinischen Unterlagen, sodass ich Empfehlungen verschiedener Spezialisten miteinander vergleichen und mögliche

Widersprüche erkennen kann, bevor sie zu Problemen werden. Durch KI geprüfte Online-Communities helfen mir, mit anderen in Kontakt zu treten, die ähnliche Behandlungsprotokolle befolgen, und bieten mir sowohl emotionale Unterstützung als auch praktische Ratschläge. Diese digitalen Tools ersetzen zwar nicht das medizinische Fachwissen von Menschen, aber sie sind zu unverzichtbaren Begleitern auf meinem Weg geworden – sie ermöglichen es mir, mich besser informiert und engagierter an meiner eigenen Versorgung zu beteiligen und gleichzeitig wertvolle Energie für mein Leben zu sparen, anstatt mich nur um die Bewältigung meiner Krankheit zu kümmern.

Einige der beliebtesten Tools, die 2025 in Europa verwendet werden, sind:

- *ADA Health*: ADA Health ist eine KI-gestützte App zur Symptombewertung.
- *MyTherapy:* MyTherapy ist eine preisgekrönte App zur Erinnerung an die Einnahme von Medikamenten und zur Nachverfolgung von Tabletten.
- *SkinVision:* SkinVision verwendet Computer Vision AI (KI), um Fotos von Hautveränderungen und Muttermalen zu analysieren und hilft Benutzern, Anzeichen von Hautkrebs frühzeitig zu erkennen.

PROBIEREN SIE FOLGENDES AUS: Entdecken Sie ein digitales Gesundheitstool, das Ihnen helfen könnte, Ihre Erkrankung besser zu bewältigen. Das kann eine App zur Erinnerung an die Einnahme von Medikamenten, ein Symptom-Tracker, eine Meditations-App oder ein Patient:innenportal sein, das Ihre Gesundheitsdienstleistenden miteinander verbindet. Wählen Sie etwas, das eine bestimmte Herausforderung angeht, mit der Sie konfrontiert sind, und verpflichten Sie sich, es zwei Wochen lang konsequent zu nutzen. Bewerten Sie am Ende dieses Zeitraums, ob es einen echten Mehrwert bietet oder nur eine weitere Aufgabe zu Ihrem Tagesablauf hinzufügt.

Mit diesen Strategien, Methoden und Tools kommen wir wieder zu der grundlegenden Frage zurück: Wie finden wir unseren eigenen Weg durch diesen komplexen Dschungel?

Fazit: Den Weg durch den Dschungel finden

Letzten Monat saß ich wieder einmal in einem Wartezimmer und starrte auf die gleichen generischen Aquarellbilder, die offenbar in jeder medizinischen Einrichtung weltweit hängen. Es war mein dritter Termin in dieser Woche – am Montag beim Rheumatologen, heute beim Schmerzspezialisten, morgen bei der Physiotherapie.

Ein Mann, der mir gegenüber saß, sah ebenso erschöpft aus. Unsere Blicke trafen sich und wir tauschten kurz Geschichten über wohlmeinende Freund:innen aus …

Wir erzählten uns Geschichten über wohlmeinende Freund:innen, die Wunderheilmittel vorgeschlagen hatten («Hast du schon mal versucht, nur blaue Lebensmittel zu essen, die bei Vollmond geerntet wurden?»), und über Ärzt:innen, die uns eher als wandelnde Diagnosen denn als ganze Menschen behandelt hatten.

Als mein Name aufgerufen wurde, wünschte er mir viel Glück. «Möge deine Machete scharf sein», sagte er und bezog sich dabei auf unsere gemeinsame Metapher, sich durch den Dschungel der Therapien zu schlagen.

«Und möge dein Kompass richtig zeigen», antwortete ich.

Diese kurze Begegnung erinnerte mich an etwas Wichtiges: Auch wenn der Therapiedschungel überwältigend, isolierend und manchmal feindselig sein kann, sind wir nicht die ersten Entdecker, die diese Wege beschreiten. Andere haben ähnliches Terrain durchquert und Markierungen und Weisheiten hinterlassen, wenn wir wissen, wo wir suchen müssen. An manchen Tagen bin ich diejenige, die einen neuen Weg entdeckt; an anderen Tagen bin ich dankbar, den Spuren anderer folgen zu können.

Der Dschungel wird komplex und herausfordernd bleiben. Es wird immer unerwartete Hindernisse, falsche Versprechungen von Wundermitteln und Wege geben, die nirgendwohin führen. Aber mit Geduld, Ausdauer und den in diesem Kapitel beschriebenen Strategien können Sie Ihren Weg finden.

Denken Sie daran, dass das Ziel nicht unbedingt darin besteht, dem Dschungel vollständig zu entkommen – für viele von uns mit chronischen Erkrankungen ist er unser permanenter Lebensraum. Vielmehr geht es darum, zu lernen, sich leichter darin zu bewegen, die Lichtungen zu finden, wo das Sonnenlicht durchbricht, Schutz vor Stürmen zu bauen und, was vielleicht am wichtigsten ist, Mitreisende zu erkennen, mit denen wir einen Teil des Weges Seite an Seite gehen können.

Vertrauen Sie auf den Heilungs- und Bewältigungsprozess, aber vertrauen Sie auch auf Ihre Fähigkeit, diese komplexe Reise zu meistern. Der Weg durch den Therapiedschungel mag kurvenreich und schwierig sein, aber mit Geduld, Ausdauer und den richtigen Strategien können Sie Ihren Weg zu einem guten Leben mit einer chronischen Erkrankung finden.

VERSUCHEN SIE FOLGENDES: Finden Sie einen Weg, mit mindestens einem anderen ‹Dschungel-Navigator› in Kontakt zu treten, der Ihren mühsamen Weg versteht. Dies kann über eine Online-Selbsthilfegruppe, ein lokales Treffen oder sogar durch die Frage an Ihre Gesundheitsdienstleistenden geschehen, ob er Sie mit einem anderen Patienten, einer anderen Patientin mit ähnlichen Beschwerden in Kontakt bringen kann (unter Wahrung der Privatsphäre). Wenn Sie Kontakt aufgenommen haben, teilen Sie einen ‹Wegweiser› mit, der Ihnen geholfen hat, Ihren Weg zu finden – eine bestimmte Strategie, Ressource oder Perspektive, die einen Unterschied gemacht hat – und bitten Sie die andere Person, Ihnen ebenfalls einen mitzuteilen.

«Die Flut an Tipps und gut gemeinten Ratschlägen kann besonders am Anfang ziemlich überwältigend sein. Mit der Zeit habe ich jedoch gelernt, besser zwischen wirklich hilfreichen Ratschlägen und solchen zu unterscheiden, die eher aus Unwissenheit oder guten Absichten stammen. Ich persönlich bin immer auf der Suche nach neuen Möglichkeiten, meine Lebensqualität zu verbessern, wähle aber bewusst vertrauenswürdige Quellen aus. Besonders schätze ich den Austausch mit Fachleuten und anderen Menschen, die von ähnlichen Problemen betroffen sind.»

Seraina Schoch

7

Herzen, die uns halten

Wenn geliebte Menschen den Weg einer chronischen Krankheit gehen

Wir saßen zusammen in einem Restaurant in Maseru, Lesotho, und besprachen nach einem dreitägigen Workshop mit Freund:innen und Kolleg:innen den Verlauf. Irgendwann bemerkte eine meiner Freund:innen, dass ich während des Abendessens stiller geworden war, und fragte mich, wie stark meine Schmerzen seien. Ich erzählte ihr, dass meine Schulter, die ich mir einige Tage zuvor ausgerenkt hatte, mir erhebliche Schmerzen bereitete und ich damit zu kämpfen hatte. Da wir eine sechsstündige Fahrt zum internationalen Flughafen von Johannesburg vor uns hatten, fragte sie mich, was ich brauchte, um die nächste Phase des Tages und die bevorstehende Reise zu überstehen. Ich gab zu, dass ich Probleme hatte und es aufgrund der starken Schmerzen nicht geschafft hatte, meinen Koffer zu packen. Ohne zu zögern packte sie meine Koffer, während ich mich auf das Essen konzentrierte. Als sie zurückkam, besprachen wir die nächsten Schritte.

Dies ist nur einer von unzähligen Momenten, in denen Freund:innen mit kleinen, aber wichtigen Gesten eingegriffen haben und mir geholfen haben, trotz meiner Herausforderungen Sinn und Zweck in meiner Arbeit zu finden.

Meine Familie hat mich in meinen besten und schlimmsten Tagen begleitet. Wir haben gemeinsam mit chronischen Schmerzen und mehreren Krankheiten gelebt. Die Krankheit und die

Schmerzen in meinem Leben haben unsere Familie und unsere Beziehungen, unsere Feiertage, die Erziehung unserer Kinder und Enkelkinder sowie unsere beruflichen Karrieren beeinflusst. Meine Krankheit hat zu kurz- und langfristiger Unsicherheit, einem unverhältnismäßigen Anstieg der praktischen Arbeit für einige und erheblichem emotionalem Stress und Leid für alle geführt. Chronische Krankheiten sind einer der kritischsten Stresstests für eine Beziehung, eine Familie oder eine Freundschaft. Es ist zweifellos ein Stressfaktor, aber es hat uns auch die Möglichkeit gegeben, zu lernen und ein Leben am Abgrund anzunehmen. Ich bin nicht allein. Und doch schreibe ich dieses Kapitel an Silvester, allein in einem Hotelzimmer in Kuala Lumpur. Ich brauche Zeiten der Einsamkeit, und diese sind in vielerlei Hinsicht wohltuend, aber Freund:innen und Familie sind nur eine SMS oder einen Anruf entfernt. Ich wäre nicht mehr hier, wenn es nicht bemerkenswerte, ausdauernde, mutige Menschen in meinem Leben gäbe, die diesen oft entmutigenden Weg der Krankheit mit mir gehen.

Dieses Kapitel untersucht die tiefgreifenden Auswirkungen chronischer Krankheiten auf diejenigen, die uns begleiten. Zunächst werden wir uns mit den grundlegenden Herausforderungen befassen, denen Familienmitglieder gegenüberstehen, und dabei den besonderen Stress anerkennen, den eine Langzeiterkrankung für Beziehungen bedeutet. Anschließend werden wir uns mit konkreten Ratschlägen für verschiedene Unterstützungsrollen befassen – von Partnern, die sich mit den Komplexitäten der täglichen Pflege auseinandersetzen, über Freund:innen, die nach Möglichkeiten suchen, sinnvolle Unterstützung zu leisten, bis hin zu Kolleg:innen, die ein verständnisvolles Arbeitsumfeld schaffen. Besondere Aufmerksamkeit wird Kindern und Jugendlichen gewidmet, die mit chronisch kranken Familienmitgliedern aufwachsen, und es werden Strategien angeboten, die ihnen helfen, damit umzugehen und sich anzupassen. Wir werden die entscheidende Bedeutung von Grenzen und Selbstfürsorge für Pflegepersonen untersuchen und uns mit der oft übersehenen Herausforderung des Burnouts bei Pflegepersonen befassen. Das Kapitel behandelt auch sensible, aber wichtige Themen wie Sexualität und Intimität und schließt mit praktischen Kommunikationsstrategien, um trotz der Herausforderungen einer chronischen Erkrankung starke, gesunde Beziehungen aufrechtzuerhalten. Wir werden persönliche Erfahrungen, Forschungsergebnisse und praktische Ratschläge miteinander verknüpfen, um diejenigen zu unterstützen, die uns unterstützen.

Kommunikation

Das Leben mit einer chronischen Erkrankung verändert nicht nur ein Leben, sondern ganze Beziehungsnetzwerke. Während die erkrankte Person die körperliche Last trägt, teilen diejenigen, die sie begleiten – Partner:in, Familienmitglieder, Freund:innen und Kolleg:innen – die emotionale und praktische Last. Dieses Kapitel richtet sich direkt an diese wichtigen Unterstützer: Sie sind nicht dazu bestimmt, diesen Weg allein zu gehen, genauso wie wir nicht dazu bestimmt sind, Krankheiten isoliert zu bewältigen. Durch klare Kommunikation, gegenseitiges Verständnis und nachhaltige Unterstützungssysteme können wir dieses schwierige Terrain gemeinsam bewältigen. Insbesondere für Partner ist Ihr Wohlbefinden nicht zweitrangig – es ist grundlegend für diese Reise. Die Kunst, jemanden mit einer chronischen Erkrankung zu unterstützen, liegt darin, ein Gleichgewicht zu finden: zwischen Fürsorge und Selbstfürsorge, zwischen Verständnis für Schmerzen und Bewahrung von Freude, zwischen dem Anerkennen von Einschränkungen und dem Ergreifen von Möglichkeiten. Ob Sie nun ein Ehepartner sind, der lernt, mehrere Rollen unter einen Hut zu bringen, ein Elternteil, das seinen Kindern hilft, die Situation zu verstehen, oder ein Freund, eine Freundin, der nach Möglichkeiten sucht, zu helfen – dieses Kapitel bietet praktische Anleitungen, um diese Reise für alle Beteiligten nachhaltig und sinnvoll zu gestalten.

Die Auswirkungen einer chronischen Erkrankung reichen weit über die diagnostizierte Person hinaus – sie verursachen

Wellen, die jede Beziehung in ihrem Leben berühren. Um zu verstehen, wie man gemeinsam durch diese Gewässer navigiert, sind sowohl Mitgefühl als auch praktische Strategien erforderlich. Lassen Sie uns die wesentlichen Grundsätze untersuchen, die diese wichtigen Beziehungen durch schwieriges Terrain leiten können.

Wesentliche Grundsätze für diejenigen, die uns begleiten

Stellen Sie sich vor, Sie stehen am Rande eines dichten Waldes und sind sich über den vor Ihnen liegenden Weg unsicher. So fühlen sich viele, wenn sie zum ersten Mal lernen, jemanden mit einer chronischen Erkrankung zu unterstützen. Das Terrain ist unbekannt, der Weg unklar und Fehltritte scheinen unvermeidlich. Doch so wie erfahrene Führer Reisenden helfen können, sich in schwierigem Gelände zurechtzufinden, gibt es grundlegende Prinzipien, die uns auf dieser Reise den Weg weisen können.

Haben Sie schon einmal darüber nachgedacht, wie Ihre eigenen Vorstellungen von Krankheit Ihre Interaktionen mit chronisch kranken Angehörigen beeinflussen könnten?

Nehmen Sie sich einen Moment Zeit, um darüber nachzudenken, bevor wir uns mit den grundlegenden Leitlinien befassen, die uns helfen können, häufige Fallstricke zu vermeiden und eine sinnvolle, nachhaltige Unterstützung aufzubauen.

1. Ableismus verstehen und toxische Positivität vermeiden

Viele Patient:innen mit chronischen Erkrankungen hören regelmäßig schlechte Ratschläge oder verletzende Kommentare, sogar von den Menschen, die ihnen am nächsten stehen. Manchmal können wir uns nicht aussuchen, wer uns umgibt; manchmal passen wir einfach nicht zusammen. Wir können uns jedoch dafür entscheiden, zu lernen. Wir können uns fragen: «Wie würde ich behandelt werden wollen, wenn mir das passieren würde?»

Verstehen Sie zunächst Ableismus und Disablismus. Ableismus beschreibt die Praktiken und vorherrschenden Einstellungen in der Gesellschaft, die das Potenzial von Menschen mit Behinderungen abwerten und einschränken. Dazu gehört eine Reihe von Praktiken und Überzeugungen, die Menschen mit entwicklungsbezogenen, emotionalen, körperlichen oder psychischen Behinderungen einen geringeren Wert beimessen.

Disableismus – Behindertenfeindlichkeit beschreibt eine Reihe von (bewussten oder unbewussten) Annahmen und Praktiken, die eine unterschiedliche oder ungleiche Behandlung von Menschen aufgrund tatsächlicher oder vermuteter Behinderungen fördern.

Beide Begriffe beschreiben Formen der Diskriminierung, wobei Behindertenfeindlichkeit eher die Diskriminierung von Menschen mit Behinderungen betrifft, während Ableismus eher die Bevorzugung von Menschen ohne Behinderungen betrifft.

Viele Menschen würden schwören, dass sie nicht behindert sind, aber Ableismus kann subtiler und manchmal schwieriger zu erkennen sein.

Beispiele für häufige ableistische Bemerkungen:

- «Du bist zu jung dafür.»
- «Beiß einfach die Zähne zusammen.»
- «Wenn du dich nur besser ernähren würdest, mehr Sport treiben würdest, abnehmen würdest …»
- «Du bist krank, weil du nicht positiv genug denkst.»
- «Jeder wird mal müde.»
- «Jeder hat mal Schmerzen.»
- «Aber du siehst gar nicht krank aus.»

Was auch immer du tust, sei kein Ableist.

PROBIEREN SIE FOLGENDES AUS: Führen Sie eine Woche lang ein Reflexionsjournal, in dem Sie alle Fälle notieren, in denen Sie möglicherweise unbewusst ableistische Einstellungen oder toxische Positivität gegenüber jemandem mit einer chronischen Erkrankung zum Ausdruck gebracht haben. Schreiben Sie für jeden Fall auf, was gesagt wurde, wie sich die

Person möglicherweise gefühlt hat und wie Sie ihre Antwort unterstützender formulieren könnten. Teilen Sie ihre Reflexionen mit einem vertrauten Freund, einer Freundin, die Ihnen ehrliche Feedbacks zu Ihren blinden Flecken geben können.

Zweitens: Achten Sie auf ‹toxische Positivität›. Toxische Positivität ist ein problematisches Muster, bei dem echte emotionale Erfahrungen durch übermäßig vereinfachte, positive Reaktionen abgetan oder heruntergespielt werden. Dieses Phänomen tritt auf, wenn wir der Aufrechterhaltung einer positiven Einstellung Vorrang einräumen, anstatt schwierige Emotionen authentisch anzuerkennen und zu verarbeiten.

Denken Sie an einen Moment, in dem Sie jemandem begegnet sind, der Ihnen von seinen Schwierigkeiten erzählt hat, und Sie, anstatt wirklich zuzuhören und seine Gefühle anzuerkennen, mit oberflächlicher Fröhlichkeit reagiert haben. Vielleicht haben Sie sich dabei ertappt, wie Sie sofort etwas Aufmunterndes gesagt haben, ohne sich mit der Tiefe seiner Erfahrung auseinanderzusetzen. Noch besorgniserregender ist, dass Sie vielleicht andere dafür verurteilt haben, dass sie natürliche Gefühle wie Frustration, Traurigkeit oder Angst zum Ausdruck gebracht haben, und darauf bestanden haben, dass sie eine ausschließlich positive Einstellung bewahren.

Dieses Muster manifestiert sich in gängigen Redewendungen und Plattitüden, die zwar gut gemeint sind, aber die emotionalen Erfahrungen einer Person entwerten können. Wenn wir jemandem sagen: «Alles geschieht aus einem bestimmten Grund» oder «Was dich nicht umbringt, macht dich stärker», lehnen wir seine gegenwärtigen Schmerzen zugunsten eines hypothetischen zukünftigen Nutzens ab. Aussagen wie «Denk einfach positiv» oder «Du schaffst das schon» minimieren die Schwierigkeiten des anderen und suggerieren, dass seine Gefühle irgendwie falsch oder unnötig sind. Selbst scheinbar harmlose Redewendungen wie «Nur positive Vibes» oder «Keine Sorge, sei glücklich» können ein Umfeld schaffen, in dem Menschen ihre authentischen Emotionen nicht ausdrücken können.

Aussagen wie «Es könnte schlimmer sein» oder «Es ist, wie es ist» scheinen zwar eine Perspektive zu bieten, dienen aber in Wirklichkeit dazu, einen sinnvollen Dialog über schwierige Erfahrungen zu unterbinden. Obwohl diese Antworten oft in guter Absicht gegeben werden, können sie dazu führen, dass Menschen sich nicht gehört und missverstanden fühlen und sich für ihre natürlichen emotionalen Reaktionen auf schwierige Situationen schämen.

Das Verständnis von toxischer Positivität hilft uns zu erkennen, wann wir diese Muster möglicherweise anwenden, und ermöglicht es uns, einfühlsamere und authentischere Wege zu entwickeln, um andere bei ihren Herausforderungen zu unterstützen.

Zeigen Sie Mitgefühl und Empathie. Forscher haben Mitgefühl als das Gefühl definiert, das entsteht, wenn man mit dem Leiden eines anderen Menschen konfrontiert wird und motiviert ist, dieses Leiden zu lindern – ein Wunsch zu helfen. Mitgefühl bedeutet nicht, Menschen zu sagen, sie sollen versuchen, ihre Situation zu verbessern, indem sie jeden Morgen Selleriesaft trinken. Es bedeutet, einen Eisbeutel mitzubringen oder für sie einzukaufen, damit sie mehr Zeit zum Ausruhen haben oder ein fertiges Abendessen bekommen. Empathie bedeutet, sich in ihre Lage zu versetzen und ihnen seine Fürsorge zu zeigen.

Recherchieren Sie und versuchen Sie zu verstehen, was wir erleben. Seit 20 Jahren begrüßt mich ein Familienmitglied, das ich ein- oder zweimal im Jahr sehe, mit den Worten, dass er sich einfach nicht daran erinnern kann, welche Krankheit ich habe. Er bemüht sich nicht, zu verstehen. Es kann schon viel bewirken, wenn man zeigt, dass man den Namen seiner Krankheit richtig aussprechen kann. Recherchieren Sie kurz im Internet, um sich mit einer bestimmten Krankheit vertraut zu machen. Verwenden Sie unsere Sprache: «Wie stark sind Ihre Schmerzen heute? Haben Sie eine gute Krankenversicherung und Unterstützung? Welche Nebenwirkungen empfinden Sie heute als besonders belastend?»

Um zu verstehen, was zu vermeiden ist, und um eine wirksame Unterstützung aufzubauen, muss man lernen, wie man sowohl reaktiv als auch proaktiv Hilfe leistet. Diese Ansätze ergänzen sich gegenseitig und bilden die Grundlage für eine Betreuung, die das Leben eines Menschen mit einer chronischen Erkrankung wirklich verbessert.

Um jemanden mit einer chronischen Erkrankung zu unterstützen, muss man zwei grundlegende Ansätze verstehen: reaktive und proaktive Unterstützung. Reaktive Unterstützung bildet die Grundlage – es geht darum, verfügbar zu sein und die Bereitschaft zu zeigen, bei Bedarf zu helfen. Dazu kann gehören, jemanden zu Terminen zu fahren, eine offene Einladung zur Begleitung auszusprechen oder ihm mitzuteilen, dass Sie da sind, wenn er Hilfe braucht.

Proaktive Unterstützung geht jedoch noch einen Schritt weiter. Anstatt darauf zu warten, dass man um Hilfe gebeten wird, sucht man aktiv nach Möglichkeiten, zu helfen. Wenn man beispielsweise eine Mahlzeit zubereitet, kann man zusätzliche Portionen kochen und anbieten, diese zu teilen. Wenn man Besorgungen macht, kann man fragen, ob der Freund, die Freundin etwas braucht. An schönen Tagen kann man Zeit miteinander im Freien verbringen, wobei man auf das Wohlbefinden und die Energie des Freundes, der Freundin achtet.

Einige wichtige Grundsätze machen diese unterstützenden Maßnahmen sinnvoller und wirksamer. Erstens ist Konkretheit sehr wichtig – statt vager Angebote sollten Sie konkrete Hilfsangebote machen und so konsequent wie möglich sein. Bringen Sie beispielsweise einmal im Monat eine vorbereitete Mahlzeit vorbei und helfen Sie einmal pro Woche beim Müll rausbringen.

Am wichtigsten ist vielleicht, dass Sie sich daran erinnern, dass es bei Unterstützung nicht um große Gesten geht, sondern um eine gewisse beständige Präsenz und Empathie. Bleiben Sie in Kontakt, auch wenn die Person sich nicht so revanchieren kann, wie sie es vielleicht gerne würde. Dieses Verständnis bildet den Grundstein für sinnvolle Unterstützung – das Ziel ist nicht, alle Probleme zu lösen, sondern die täglichen Herausforderungen bewältigbarer zu machen und gleichzeitig das Gefühl der Unabhängigkeit und Selbstwertgefühl der Person zu bewahren. Ich habe einen Kollegen, der nach Workshops immer meinen Rucksack trägt. Wenn er mich zu einer Party oder einem Konzert einlädt, erwähnt er ausdrücklich, dass er Verständnis dafür hat, wenn ich früher gehen muss. Diese kleinen Gesten der Empathie machen einen großen Unterschied.

PROBIEREN SIE FOLGENDES AUS: Erstellen Sie gemeinsam mit Ihrem chronisch kranken Angehörigen ein ‹Unterstützungsmenü›. Listen Sie konkrete Aufgaben auf, bei denen Sie helfen können, und ordnen Sie diese nach Aufwand (gering, mittel, hoch) und Häufigkeit (täglich, wöchentlich, monatlich). Berücksichtigen Sie dabei sowohl praktische Dinge (Einkaufen, Fahrten zu Terminen) als auch emotionale Unterstützung (wöchentliche Telefonate, Filmabende). So hat die Person klare Optionen zur Auswahl, wenn sie Hilfe benötigt, ohne das Gefühl zu haben, sich aufzudrängen, und Sie erhalten Klarheit darüber, wie Sie am besten helfen können.

Die Art und Weise, wie wir mit jemandem kommunizieren, der an einer chronischen Krankheit leidet, kann sich tiefgreifend auf sein Wohlbefinden und unsere Beziehung auswirken. Effektive Kommunikation überbrückt die Kluft zwischen unterschiedlichen Lebenserfahrungen und schafft eine Grundlage für Verständnis und Vertrauen.

2. Kommunikation meistern

Dies ist die wichtigste Regel in jeder Beziehung, weshalb sie in einer Beziehung mit chronischer Krankheit umso wichtiger ist. Für die Person, die den chronisch Kranken unterstützt, kann es oft schwierig sein, zu wissen, wie man ihn am besten pflegt, da man selbst keinen Bezugsrahmen hat. Ermutigen Sie Ihren Partner daher, ehrlich zu sagen, wie Sie ihn am besten unterstützen können. Halten Sie die Diskussion über die Krankheit offen, um zu vermeiden, dass Sie sich voneinander entfremden.

Allerdings ist auch das richtige Maß an Kommunikation wichtig. Karen Kayser, Professorin für Sozialarbeit am Boston

College, sagt: «Wenn das Paar sich nur noch mit der Krankheit beschäftigt, ist das ein Problem. Wenn sie nie darüber sprechen, ist das ebenfalls ein Problem. Man muss einen Mittelweg finden.»

Bewerten Sie regelmäßig die Qualität der Kommunikation in Ihrer Beziehung. Eine der wirkungsvollsten Fragen lautet: «Wie kann ich besser mit dir kommunizieren?»

Kommunikation ist ein komplexer und vielschichtiger Prozess, der durch Beziehungsdynamiken, wirtschaftlichen Druck, Unsicherheiten und Ängste noch schwieriger wird. Wie Milton Bennett definiert, geht es bei Kommunikation im Grunde darum, eine gemeinsame Bedeutung zwischen Individuen zu schaffen, doch dieser Prozess ist von Natur aus chaotisch und unvollkommen. Jeder von uns bringt seine eigenen Perspektiven, Rollen und Kontextverständnisse in jede Interaktion ein, was zu unterschiedlichen Interpretationen derselben Botschaft führen kann. Unsere persönlichen Ängste, Hoffnungen und vergangenen Erfahrungen fungieren als Filter, durch die wir Informationen verarbeiten, was oft dazu führt, dass wir etwas anderes hören als beabsichtigt. Diese Komplexität wird durch unsere verschiedenen Rollen – ob als Partner, Berufstätige oder Familienmitglieder – noch verstärkt, da jede Rolle ihre eigenen Erwartungen und Kommunikationsmuster mit sich bringt. Der Schlüssel zur Bewältigung dieser Herausforderung liegt darin, sich dieser Dynamik bewusst zu sein und gleichzeitig aktiv daran zu arbeiten, andere zu verstehen und sich selbst verständlich zu machen, wobei man anerkennt, dass Missverständnisse ein natürlicher Teil des Prozesses sind und keine Fehler. Wir können auf einen effektiveren und einfühlsameren Austausch hinarbeiten, indem wir unsere Kommunikationsmuster offen diskutieren und uns bewusst machen, wie unsere persönlichen Kontexte unsere Interpretationen beeinflussen.

Metakommunikation, also die Kommunikation über unsere Kommunikation, ist für Klarheit und Verständnis in unseren Interaktionen unerlässlich. Wenn ich spreche, füge ich oft so etwas wie ‹verbale Untertitel› hinzu – erklärende Anmerkungen, die meine Absichten verdeutlichen und Missverständnisse verhindern. Ich könnte beispielsweise einleiten mit: «Ich sage das, um besser zu verstehen, nicht um zu kritisieren» oder «Ich habe eine Frage, die eher aus Neugierde als aus einer wertenden Haltung heraus entsteht». Dieser Ansatz fungiert wie eine Echtzeit-Kontextangabe und hilft dem Zuhörer zu verstehen, was ich sage und wie ich es verstanden haben möchte. Indem ich meine Kommunikation explizit formuliere, schaffe ich einen direkteren Weg zum gegenseitigen Verständnis, reduziere die Wahrscheinlichkeit von Fehlinterpretationen und baue einen vertrauensvolleren Dialog auf. Diese Praxis erkennt die Komplexität menschlicher Interaktion an und arbeitet gleichzeitig aktiv daran, potenzielle Verständnislücken zu überbrücken, die sich aus unterschiedlichen Perspektiven oder Erfahrungen ergeben können.

Seien Sie kreativ und authentisch in Ihrer Kommunikation und vermeiden Sie bitte die Frage «Wie geht es Ihnen?»!

Eine meiner Kollegin, mit der ich Workshops leite, begrüßt mich oft mit einer Umarmung und einer selbstoffenbarenden Aussage: «Es ist schön, Sie zu sehen.» Manchmal sagt sie: «Gibt es etwas, womit ich Ihnen heute helfen kann, damit Sie den Tag so gut wie möglich überstehen?» Das ist viel ermutigender und hilfreicher als die Standardfrage «Wie geht es Ihnen?» Ich freue mich immer darauf, sie zu sehen, weil sie Plattitüden, große Fragen und Unbeholfenheit vermeidet.

PROBIEREN SIE FOLGENDES AUS: Üben Sie eine Woche lang ‹alternative Begrüßungen›. Anstatt automatisch zu fragen «Wie geht es Ihnen?», wenn Sie jemanden mit einer chronischen Erkrankung treffen, bereiten Sie drei alternative Gesprächseinstiege vor, die eine echte Verbindung ausdrücken, ohne dass Sie sich nach dem Gesundheitszustand der Person erkundigen müssen. Beispiele hierfür sind: «Schön, dich heute zu sehen», «Ich habe über unser letztes Gespräch zu [Thema] nachgedacht» oder «Ich habe das Buch mitgebracht, über das wir gesprochen haben – du musst es nicht sofort lesen». Achten Sie darauf, wie sich diese unterschiedlichen Gesprächseinstiege auf ihre Gespräche und die Reaktion der Person auswirken.

Über unsere Wortwahl hinaus kann die Qualität unserer Präsenz Bände sprechen. Zu verstehen, wie man jemandem in seiner schwierigen Situation wirklich beistehen kann, ist oft wichtiger als die perfekten Worte zu finden.

Wenn wir jemandem begegnen, der mit einer chronischen Erkrankung lebt, ist es oft unser Instinkt, sein Problem zu beheben, zu lösen oder zu minimieren. Was diese Person jedoch wirklich braucht, ist Präsenz, Verständnis und echte Verbundenheit.

Chronische Krankheiten schaffen eine unsichtbare Barriere – wir sehen jemanden, der ‹normal› aussieht, aber eine Last trägt, die wir nicht vollständig nachvollziehen können. Diese Diskrepanz kann für beide Seiten unangenehm sein. Der Schlüssel liegt darin, dieses Unbehagen anzuerkennen und gleichzeitig auf eine authentische Kommunikation hinzuarbeiten.

Halten Sie inne und überlegen Sie, bevor Sie sprechen: Welche Botschaft möchten Sie vermitteln? Oft ist es einfach «Ich sorge mich um dich» oder «Ich sehe deine Schwierigkeiten». Lassen Sie diese Absicht Ihre Worte und Handlungen leiten.

Wenn Sie jemanden mit einer chronischen Erkrankung treffen, widerstehen Sie dem Drang, sofort einen Kommentar zu seinem Aussehen zu machen («Du siehst toll aus!» oder «Du siehst müde aus»). Beginnen Sie stattdessen mit einer herzlichen Begrüßung: «Schön, dich zu sehen.» Damit erkennen Sie seine Anwesenheit an, ohne ihn zu beurteilen.

Stellen Sie Fragen, die Interesse zeigen und gleichzeitig Grenzen respektieren:

- «Wie geht es Ihnen heute?»
- «Möchten Sie darüber sprechen?»
- «Welche Art von Unterstützung wäre Ihnen im Moment hilfreich?»

Dann ist es entscheidend, dass Sie zuhören. Bieten Sie nicht voreilig Lösungen oder Vergleiche an. Chronische Krankheiten sind sehr persönlich – was für eine Person funktioniert, muss für eine andere nicht unbedingt auch funktionieren. Ihre Aufgabe ist es, zuzuhören und die Erfahrungen der anderen Person anzuerkennen.

Seien Sie im Moment präsent. Wenn Sie jemanden im Park sehen, der Probleme hat, bieten Sie konkrete Hilfe an: «Möchten Sie sich einen Moment zu mir setzen?» oder «Kann ich das für Sie tragen?» Akzeptieren Sie die Antwort, ohne Druck auszuüben. Manchmal ist Präsenz an sich schon das größte Geschenk.

Drücken Sie Ihre Unterstützung durch konkrete Handlungen aus, statt durch vage Angebote. Anstatt zu sagen: «Sag mir Bescheid, wenn du etwas brauchst», versuchen Sie es mit: «Ich gehe am Donnerstag zum Supermarkt – kann ich etwas für dich mitbringen?» So bieten Sie Hilfe an, ohne eine Verpflichtung zu schaffen.

Denken Sie daran, dass chronische Krankheiten Schwankungen unterliegen. Jemand kann an einem Tag Energie für eine Aktivität haben und am nächsten Tag bettlägerig sein. Vermeiden Sie Sätze wie «Aber gestern ging es Ihnen doch gut» oder «Beißen Sie die Zähne zusammen». Vertrauen Sie darauf, dass die Person ihren Körper am besten kennt.

Zeigen Sie Ihre Fürsorge durch beständige, sanfte Präsenz. Eine kurze SMS mit dem Inhalt «Ich denke an Sie» oder eine Karte per Post zeigen Ihre anhaltende Unterstützung, ohne eine Antwort zu verlangen. Diese kleinen Gesten sind enorm wichtig.

Am wichtigsten ist es, die Würde der Person zu wahren. Eine chronische Erkrankung kann die Fähigkeiten einer Person verändern, aber sie bestimmt nicht ihren Wert. Behandeln Sie die Person als ganzen Menschen – sprechen Sie über ihre Interessen, erzählen Sie Witze und schaffen Sie normale Momente inmitten der abnormalen Realität chronischer Schmerzen.

Ich erlebe oft, dass Menschen mein Aussehen kommentieren, sei es positiv oder negativ. Warum ist es so wichtig, wie wir aussehen? Positive Komplimente zum Aussehen mögen gut gemeint sein, aber es gibt viele weitaus bedeutungsvollere Arten der Kommunikation.

Sagen Sie ihnen, wie Sie sich fühlen, wenn Sie sie sehen oder Zeit mit ihnen verbringen:

- Sagen Sie ihnen, dass Sie ihre Charaktereigenschaften schätzen, wie zum Beispiel ihre Fähigkeit zuzuhören, zu verstehen oder bereit zu sein, Unterstützung anzubieten.
- Danken Sie ihnen für ihre Handlungen, die Sie oder andere Menschen unterstützen.
- Machen Sie ihnen Komplimente für ihre Fähigkeiten, sei es beim Musizieren, Sport, Schreiben, Kochen oder etwas anderem.

Wenn Sie jemanden begrüßen, könnten Sie, anstatt ihm ein Kompliment für sein Aussehen zu machen,

- Zum Ausdruck bringen, dass Sie sich freuen, ihn / sie zu sehen.
- Sagen, was Sie an ihm / ihr vermisst haben.
- Über etwas sprechen, worauf Sie sich freuen, das Sie mit ihm /ihr in der gemeinsamen Zeit unternehmen möchten.

Diese Begrüßungen helfen einer Person zu verstehen, dass Sie sie schätzen – nicht ihr Aussehen. Sie helfen ihr zu erkennen, dass sie für das, was sie ist, und für die gemeinsame Zeit geschätzt und geliebt wird.

Judy Goodman, Gründerin von Insight LA, sagte: «Bei mitfühlender Präsenz geht es nicht darum, die richtigen Worte oder Lösungen zu finden – es geht darum, einen Raum zu schaffen, in dem die Wahrheit einer Person ohne Urteilsvermögen existieren kann. In dieser gemeinsamen Stille beginnt die Heilung.»

Ihre mitfühlende Präsenz kann die Isolation überbrücken, die chronische Krankheiten oft mit sich bringen. Durch bewusste und authentische Kommunikation tragen Sie nicht zur Krankheit selbst bei, sondern zu einer menschlichen Verbindung, die sie erträglicher macht.

Mitfühlende Kommunikation ist zwar wichtig, aber es kann manchmal schwierig sein, ein ausgewogenes Gespräch zu führen. Um die richtige Balance zu finden, muss man sowohl auf die Bedürfnisse der kranken Person als auch auf die allgemeine Gesundheit der Beziehung achten.

Chronisch kranke Menschen sind so vielfältig wie die Gesellschaften, denen sie angehören, und ihre Erfahrungen mit Krankheit werden von einer Vielzahl von Faktoren geprägt. Haben Sie jemals ein Gespräch mit jemandem geführt, der mit einer chronischen Erkrankung lebt, und festgestellt, dass sich die gesamte Diskussion, um diese Person zu drehen schien? Diese Dynamik ist einer der Gründe, warum ich mich oft von Selbsthilfegruppen ferngehalten habe, in denen solche einseitigen Gespräche manchmal überwältigend wirken können.

Konzentriert sich die gesamte Kommunikation auf die kranke Person, ist es wichtig, das Gespräch mit Empathie anzugehen. Es ist entscheidend zu verstehen, dass Menschen chronische Krankheiten auf unterschiedliche Weise bewältigen. Manche Menschen definieren sich über ihre Krankheit, während andere versuchen, sie herunterzuspielen oder von ihrer Identität zu trennen.

Wenn Sie sich in einer Situation befinden, in der das Gespräch von der Krankheit dominiert wird, können einige Strategien helfen, das Gleichgewicht zu wahren. Verlagern Sie zunächst behutsam den Fokus. Sie könnten Fragen stellen, die sich mit allgemeineren Aspekten ihres Lebens befassen, wie z. B. «Das klingt wirklich schwer. Wie finden Sie in letzter Zeit Freude außerhalb dieser Situation?» oder «Das muss viel Kraft kosten. Was beschäftigt Sie sonst noch?»

Eine weitere Möglichkeit, das Gespräch zu steuern, besteht darin, respektvolle Grenzen zu setzen. Wenn das Gespräch zu überwältigend oder einseitig wird, ist es völlig in Ordnung, es in eine andere Richtung zu lenken. Sie könnten zum Beispiel sagen: «Ich würde gerne mehr darüber erfahren, wie es Ihnen geht, aber ich bin auch neugierig auf Ihre Meinung zu [anderen Themen].»

Reflektives Zuhören kann in solchen Situationen ebenfalls hilfreich sein. Indem Sie die Erfahrungen Ihres Gegenübers validieren, schaffen Sie einen sicheren Raum, in dem er sich gehört fühlt und sich möglicherweise von der Krankheit lösen kann. Eine einfache Aussage wie «Es klingt, als wäre das in letzter Zeit ein großer Teil Ihres Lebens gewesen. Ich bewundere, wie Sie damit umgehen» kann die Erfahrungen Ihres Gegenübers anerkennen, ohne die zentrale Bedeutung seiner Erkrankung zu verstärken.

Schließlich kann das Vorleben eines ausgewogenen Austauschs zu einem gegenseitigeren Austausch führen. Wenn Sie ein wenig über Ihr eigenes Leben oder Ihre eigenen Erfahrungen erzählen, trägt dies dazu bei, dass das Gespräch eher zweiseitig verläuft. Sie könnten beispielsweise sagen: «Es war interessant, von Ihrer Reise zu hören. Das erinnert mich an etwas, mit dem ich mich gerade beschäftige, auch wenn es etwas anderes ist.»

Mit diesen Strategien können Sie Gespräche so lenken, dass die Erfahrungen der Person gewürdigt werden und gleichzeitig Raum für einen ausgewogeneren Austausch geschaffen wird.

All dies gilt für beide Seiten. Auch die kranke Person muss die Herausforderungen für den ‹Außenstehenden› verstehen. Auch deren Bemühungen und Absichten müssen anerkannt werden, und denjenigen, die sich mit ‹chronischen Krankheiten› nicht auskennen, muss viel Spielraum eingeräumt werden. Viele dieser Personen tragen möglicherweise selbst eine Last, unter anderem auch gesundheitliche Probleme.

PROBIEREN SIE FOLGENDES AUS: Erstellen Sie sich ein ‹Gesprächskompass›-Tool. Schreiben Sie auf eine kleine Karte oder in eine Notiz auf Ihrem Smartphone vier Gesprächsrichtungen auf:

1. *Krankheitsorientiert:* Wenn angemessen.
2. *Personenorientiert:* Interessen, Gedanken, Gefühle jenseits der Krankheit.

3. *Beziehungsorientiert:* Gemeinsame Erfahrungen oder Erinnerungen.
4. *Weltorientiert:* Aktuelle Ereignisse, Ideen, Kunst.

Bevor Sie ein Gespräch mit jemandem führen, der an einer chronischen Krankheit leidet, merken Sie sich, welche Richtung(en) in den letzten Gesprächen im Vordergrund standen, und überlegen Sie, ob Sie das Gespräch behutsam in eine bisher wenig beleuchtete Richtung lenken können. Verwenden Sie dies nicht als starre Regel, sondern als achtsame Praxis, um im Laufe der Zeit ausgewogene Interaktionen zu gewährleisten.

Die Prinzipien, die wir untersucht haben – Verständnis für Ableismus, Vermeidung von toxischer Positivität, Bereitstellung von reaktiver und proaktiver Unterstützung und Beherrschung mitfühlender Kommunikation – bilden die Grundlage für alle Beziehungen, die von einer chronischen Erkrankung betroffen sind. Lassen Sie uns nun untersuchen, wie diese Prinzipien auf bestimmte Beziehungen anzuwenden sind, beginnend mit den engsten und oft am stärksten betroffenen: Partnern und Ehepartnern.

Die Rolle von Partnern und/oder Ehepartnern

Das Leben mit chronischen Schmerzen betrifft nicht nur die Person, die darunter leidet, sondern wirkt sich auch auf alle Menschen in ihrem Umfeld aus. In der Studie ‹Lebensqualität: Auswirkungen chronischer Erkrankungen auf den Partner›, die im November 2001 im Journal der Royal Society of Medicine veröffentlicht wurde, berichten die Autoren: Das auffälligste Forschungsergebnis ist die Tendenz, dass die Lebensqualität des Partners, der Partnerin schlechter ist als die des Patienten, der Patientin.

Schmerz hat eine eigene Schwere. Sie können alle Menschen in ihrer Umgebung in ihren Sog aus Schwere und Trauer ziehen. Wahre Empathie erfordert nicht, dass man die Dunkelheit meiner schwierigen Momente teilt. Ich schätze es sehr, wenn meine Lieben meine Schwierigkeiten anerkennen, aber die hilfreichste Unterstützung kommt oft in Form von sanften Strahlen der Hoffnung.

Manchmal brauche ich tatsächlich jemanden, der einfach nur bei mir sitzt, während ich in meinem Schmerz versinke, der mir Raum für meine Tränen gibt und die Tiefe meines Kampfes versteht. Diese Momente der unverfälschten Verbundenheit sind kostbare Geschenke. Aber ebenso wertvoll sind diejenigen, die mir helfen können, meinen Blick auf hellere Horizonte zu richten, die mich daran erinnern können, dass der Schmerz, obwohl er vorhanden ist, nicht mein ganzes Wesen ausmacht.

Danke, dass ihr stundenlanges schmerzhaftes und erschöpftes Schweigen ertragt, wenn Worte nicht vollständig ausdrücken können, wie bedeutungsvoll und wertvoll eure unerschütterliche Unterstützung ist.

Ein Team schwedischer Forscher führte 2019 eine Studie durch, um besser zu verstehen, wie sich das Leben mit einem chronisch kranken Ehepartner auf ihr Leben auswirkt. Die Zahl der Partner, die ihren chronisch kranken Ehepartner informell pflegen, steigt, und sie beschreiben ihren Alltag als anstrengend. Es wurden vier Hauptthemen identifiziert: «Bewältigung von Herausforderungen im Alltag», «Suche nach Unterstützung und Nutzung der eigenen Fähigkeiten zur Bewältigung des Alltags», «Wertschätzung der guten Seiten des Lebens» und «Anpassung an ständige Veränderungen und eine ungewisse Zukunft». Die Partner erlebten viele Herausforderungen im Alltag, wenn sie ihren chronisch kranken Ehepartner informell pflegten. Dies beeinträchtigte sowohl ihre körperliche als auch ihre psychische Gesundheit, da sie nur wenig Zeit für sich selbst hatten.

PROBIEREN SIE FOLGENDES AUS: Erstellen Sie gemeinsam mit Ihrem Partner ein ‹Balance-Barometer›. Entwerfen Sie gemeinsam eine einfache visuelle Skala (z. B. von 1–10 oder mit Farben von Rot bis Grün), mit der jeder von Ihnen ohne lange Erklärungen seinen aktuellen Wohlbefindenszustand mitteilen kann. Überprüfen Sie mit diesem Tool wöchentlich, wie es um Sie beide steht. Wenn Ungleichgewichte auftreten (z. B. wenn das Wohlbefinden der Pflegeperson durchgehend im ‹roten Bereich› liegt), verpflichten Sie sich zu bestimmten Korrekturmaßnahmen, die Sie im Voraus festgelegt haben, z. B. zusätzliche Unterstützung anfordern, Entlastungspflege planen oder vorübergehend die Aufgaben neu verteilen. Diese Vorgehensweise berücksichtigt, dass eine nachhaltige Pflege die Bedürfnisse beider Partner berücksichtigt.

Meine Frau Laurence hat über 30 wundervolle, aber meist auch schmerzhafte Jahre mit mir geteilt. Es gab Momente, in denen wir beide dachten, dass unsere gemeinsame Reise zu Ende gehen könnte. Die anhaltende Krankheit machte es schwierig, weiter als ein paar Monate im Voraus zu planen. Diese Unsicherheit führte dazu, dass wir den gegenwärtigen Moment schätzen lernten, uns auf das konzentrierten, was wir beeinflussen können, und jeden Tag als Geschenk betrachteten. Im Laufe der Jahre hat Laurence durch ihre unerschütterliche Unterstützung, das Leben mit meinen zahlreichen Krankheiten und den damit verbundenen Schmerzen außergewöhnliche Fähigkeiten entwickelt. Wir sind dankbar für die Gelegenheit, einige dieser Erkenntnisse mit Ihnen zu teilen.

Laurence als Pflegekraft teilt Folgendes mit:

1. *Erkennen Sie Ihre Bedürfnisse an:* Sie sind genauso wichtig wie Ihre Angehörigen. Ihre Aufgabe besteht nicht nur darin, sie zu unterstützen; auch Ihr Wohlbefinden ist wichtig. Denken Sie daran, dass Sie nicht die Pflege und Unterstützung bieten können, die Sie sich wünschen, wenn es Ihnen selbst nicht gut geht.
2. *Nehmen Sie die Unbeständigkeit jedes Tages an:* Jeder Tag bringt Herausforderungen und Bedürfnisse mit sich. Fragen Sie sich: «Was wäre heute am hilfreichsten? Was brauchen wir gerade?» Oftmals ist jede Erfahrung für sie neu, unmittelbar und verdient frische, emotionale Unterstützung und Verständnis.

3. *Erkennen Sie, wenn die geistigen Fähigkeiten nachlassen:* Es wird Zeiten geben, in denen die geistige Klarheit nachlässt, und dann ist es wichtig, einzugreifen. Es ist unerlässlich, Ihren Angehörigen zu unterstützen und gleichzeitig sein Selbstbestimmungsrecht zu wahren. Dennoch müssen Sie auch erkennen, wann Sie die Verantwortung übernehmen müssen, insbesondere bei kritischen Entscheidungen oder Medikamenten, die das Urteilsvermögen trüben können.
4. *Erkennen Sie die emotionale Belastung und das Tempo:* Das langwierige Leiden eines geliebten Menschen mitanzusehen, stellt eine große Herausforderung dar. Die emotionale Belastung, die das Mitleben mit dem Schmerz eines anderen mit sich bringt, muss anerkannt und sorgfältig bewältigt werden. In unserer Beziehung haben wir festgestellt, dass geplante Trennungsphasen eine wichtige Atempause bieten können. Die Reisen meines Partners in wärmere Gefilde haben mir wertvolle Pausen verschafft, in denen ich mich von den intensiven Schmerzattacken erholen konnte, während er die Möglichkeit hatte, mit seiner Erkrankung umzugehen.
5. *In diesem Zusammenhang ist es entscheidend, ein Gleichgewicht zu schaffen:* Während Schmerz und Leid ständige Begleiter bleiben, hilft es uns beiden, Wege zu finden, um Leichtigkeit und Freude in unsere Beziehung zu bringen. Wir haben gelernt, dass Momente des Spaßes und der Entspannung die Realität unserer Herausforderungen nicht schmälern oder leugnen. Stattdessen ermöglichen sie uns, emotionale Widerstandsfähigkeit zu bewahren und uns ihnen gemeinsam zu stellen. Diese Momente der Unbeschwertheit existieren neben unserem Bewusstsein für den Schmerz, nicht im Gegensatz dazu.
6. *Der Schlüssel liegt im Tempo:* Wir müssen verstehen, dass diese Reise ein sorgfältiges Management sowohl der körperlichen als auch der emotionalen Ressourcen

erfordert. So können wir unsere vielfältigen Rollen aufrechterhalten und gleichzeitig den Kern unserer Beziehung bewahren.

7. *Seien Sie sich der unterschiedlichen Rollen bewusst:* Partner von Menschen mit chronischen Schmerzen stehen oft vor der Herausforderung, mehrere Rollen unter einen Hut zu bringen – Pflegeperson, Ehepartner und Individuum mit eigenen Bedürfnissen. Die Beziehung entwickelt sich unweigerlich weiter und beeinflusst alles, von den täglichen Routinen bis hin zu Intimität und Sexualität. Der Freundeskreis kann sich verändern, da einige Freund:innen Unterstützung anbieten, während andere sich zurückziehen.

Der Erfolg bei der Bewältigung dieser Veränderungen hängt von einer ehrlichen Kommunikation über Bedürfnisse, Einschränkungen und Erwartungen ab. Partner müssen ihre Grenzen und Stärken erkennen und verstehen, dass die Aufrechterhaltung ihres Wohlbefindens entscheidend für die Aufrechterhaltung langfristiger Unterstützung ist. Dazu gehört auch, Ängste, Sorgen und persönliche Bedürfnisse ohne Schuldgefühle anzuerkennen.

In einer Beziehung, die von einer chronischen Krankheit geprägt ist, verschieben sich die Rollen zwischen den Partnern ständig und verflechten sich miteinander. Meine Partnerin wechselt zwischen den Rollen der Geliebten, Pflegekraft, Krankenschwester, Beraterin, Trainerin, Mutter, Urlaubsbegleiterin und Freundin. Diese Rollen bringen oft unterschiedliche, manchmal widersprüchliche Anforderungen mit sich, die eine sorgfältige Navigation und offene Diskussion darüber erfordern, welche Rolle unseren Bedürfnissen zu einem bestimmten Zeitpunkt am besten dient. Einige Rollen schließen andere aus, z. B. die Rolle der Geliebten und der Krankenschwester. Es gibt eine Grenze dafür, wie viele Rollen wir an einem bestimmten Tag effektiv bewältigen können. Ich bin dankbar, dass Laurence eine aktivere Rolle dabei übernommen hat, mir in akuten

Phasen zu helfen. Das kann in Phasen mit starken Schmerzen sein, wenn Entscheidungen mühsam sind, oder in Phasen der Entscheidungsfindung. Aber abgesehen von diesen Momenten haben wir vereinbart, dass Laurence sich auf andere Rollen wie Geliebte, Mutter, Freundin usw. konzentrieren würde.

PROBIEREN SIE FOLGENDES AUS: Führen Sie einmal im Monat ein Gespräch mit Ihrem Partner, um die Rollen zu überprüfen. Erstellen Sie eine Liste aller Rollen, die Sie jeweils in Ihrer Beziehung spielen (Partner:in, Pflegekraft, Fürsprecher:in, Haushaltsmanager:in usw.). Besprechen Sie, welche Rollen in letzter Zeit am wichtigsten waren, welche vernachlässigt wurden und ob diese Balance für Sie richtig ist. Legen Sie konkrete Ziele für den kommenden Monat fest, welche Rollen Sie jeweils stärken oder minimieren möchten. Diese Vorgehensweise hilft zu verhindern, dass die Rolle als Betreuer nach und nach andere wichtige Aspekte Ihrer Beziehung verdrängt.

Die emotionalen und praktischen Anforderungen, die die Unterstützung eines Partners mit einer chronischen Erkrankung mit sich bringt, sind zwar erheblich, doch die Wirksamkeit und Nachhaltigkeit dieser Unterstützung hängen in hohem Maße davon ab, dass gesunde Grenzen gesetzt werden. Durchdachte Grenzen schränken die Fürsorge keineswegs ein, sondern verbessern sie, indem sie Burnout verhindern und den Kern der Beziehung bewahren.

Grenzen setzen: ein Akt der Liebe

Wenn eine chronische Krankheit in eine Beziehung eintritt, kann der Impuls, alles zu geben, überwältigend sein. Doch so kontraintuitiv es auch erscheinen mag, das Setzen gesunder Grenzen ist nicht nur vorteilhaft, sondern auch unerlässlich, um die langfristige Pflege aufrechtzuerhalten und den Kern Ihrer Beziehung zu bewahren.

Zachary White, Autor von ‹The Unexpected Journey of Caring›, betont, dass chronische Krankheiten ein ‹Neuschreiben der Erwartungen in der Beziehung› erfordern. Dieses Neuschreiben beginnt mit dem Verständnis, dass Grenzen keine Mauern sind – sie sind Brücken zu einer nachhaltigeren Pflege und einer tieferen Verbindung.

Arten von wesentlichen Grenzen

- *Zeitliche Grenzen*: Bewahren Sie sich Ihre Energie Das Setzen klarer zeitlicher Grenzen ist für eine nachhaltige Pflege unerlässlich. Dazu gehört, bestimmte Zeiten für Pflegeaufgaben festzulegen und gleichzeitig regelmäßige Pausen und Zeit für sich selbst einzuplanen. Es ist wichtig, Raum für Aktivitäten zu schaffen, die Ihnen helfen, neue Energie zu tanken. Wie eine Pflegekraft sagte: «Ich brauche jeden Morgen eine Stunde, um Sport zu treiben und mich zu sammeln, damit ich den ganzen Tag über präsenter bin.»
- *Emotionale Grenzen:* Die Perspektive bewahren Wenn es um emotionale Grenzen geht, ist es wichtig, zwischen Empathie und dem Aufnehmen des Schmerzes Ihrer Angehörigen zu unterscheiden. Zu verstehen, dass Sie Unterstützung bieten können, ohne jedes Problem zu lösen, hilft dabei, eine gesunde Perspektive zu bewahren. Dazu gehört auch, Ihre eigene emotionale Identität zu bewahren, während Sie sich um andere kümmern. Ein hilfreicher Ansatz ist es, dieses Gleichgewicht anzuerkennen, indem Sie sagen: «Ich verstehe Ihre Frustration und bin hier, um Sie zu unterstützen, während ich gleichzeitig meine eigenen emotionalen Bedürfnisse achte.»
- *Körperliche Grenzen:* Respektieren Sie Ihren Raum Körperliche Grenzen erfordern die Festlegung klarer Parameter für Pflegeaufgaben unter Berücksichtigung Ihres Bedürfnisses nach persönlichem Freiraum und Ruhe. Dazu gehört es, die richtige Balance zwischen Intimität und der Wahrung professioneller Distanz bei

der Pflege zu finden. Ein praktischer Ansatz ist es, sich zu überlegen: «Lassen Sie uns einen Zeitplan für medizinische Aufgaben erstellen, der es uns ermöglicht, unser Schlafzimmer als Raum für Zweisamkeit und nicht für Pflege zu nutzen.»

- *Rollengrenzen:* Bewahren Sie Ihre vielfältigen Identitäten Denken Sie daran, dass Ihre Identität über die Rolle als Pflegekraft hinausgeht – Sie sind auch Partner:in, Freund:in und eigenständiges Individuum. Das bedeutet, dass Sie Beziehungen und Aktivitäten außerhalb Ihrer Pflegeaufgaben pflegen sollten. Zögern Sie nicht, bei Bedarf Unterstützung von medizinischem Fachpersonal für medizinische Aufgaben in Anspruch zu nehmen. Sie können diese Grenze zum Ausdruck bringen, indem Sie sagen: «Ich möchte unsere Beziehung als Partner bewahren, also lassen Sie uns für bestimmte medizinische Aufgaben eine professionelle Pflegekraft hinzuziehen.»

PROBIEREN SIE FOLGENDES AUS: Erstellen Sie einen ‹Grenzplan› für Ihre Pflegebeziehung. Identifizieren Sie für jede Art von Grenze (zeitlich, emotional, physisch und rollenbezogen): 1) Eine Grenze, die derzeit gut funktioniert, 2) eine Grenze, die gestärkt werden muss, und 3) einen konkreten, umsetzbaren Schritt, um diese Grenze in der kommenden Woche zu stärken. Teilen Sie diesen Plan mit Ihrem kranken Partner und bitten Sie ihn um seine Meinung. Stellen Sie Grenzen als eine Möglichkeit dar, Ihre Beziehung langfristig aufrechtzuerhalten, und nicht als Einschränkungen. Überprüfen und aktualisieren Sie Ihren Plan vierteljährlich, wenn sich die Bedürfnisse und Umstände ändern.

Die Festlegung gesunder Grenzen wird viel einfacher, wenn Sie nicht versuchen, die gesamte Unterstützung alleine zu leisten. Der Aufbau eines Unterstützungsnetzwerks schafft Resilienz sowohl für Sie als auch für Ihren chronisch kranken Angehörigen.

Aufbau Ihres Unterstützungsnetzwerks

Denken Sie an diese grundlegende Wahrheit: Sie sollten das niemals alleine tun. Der Aufbau eines nachhaltigen Betreuungsnetzwerks umfasst:

- Die Identifizierung spezifischer Aufgaben, bei denen andere helfen können.
- Die Verteilung von Verantwortlichkeiten auf Familienmitglieder und Freund:innen.
- Die Inanspruchnahme professioneller Unterstützung, wenn nötig.
- Die Nutzung von Gemeinschaftsressourcen und Selbsthilfegruppen.

Grenzen mit Liebe kommunizieren

Die Art und Weise, wie wir unsere Grenzen ausdrücken, ist von großer Bedeutung. Hier sind einige praktische Ansätze:

- Ich sorge mich sehr um dich, deshalb muss ich ehrlich zu meinen Grenzen stehen.»
- «Um weiterhin die bestmögliche Unterstützung zu bieten, muss ich auch auf mich selbst achten.»
- «Lass uns gemeinsam ein Gleichgewicht finden, das uns gesund und verbunden hält.

Anzeichen dafür, dass Ihre Grenzen gestärkt werden müssen

Achten Sie auf diese Warnsignale:

- Sie fühlen sich ständig erschöpft oder verärgert.
- Sie vernachlässigen Ihre eigene Gesundheit oder Ihre Interessen.
- Es fällt Ihnen schwer, ‹Nein› zu sagen, selbst wenn Sie überfordert sind.

– Sie verlieren den Kontakt zu Freund:innen oder Aktivitäten, die Ihnen früher Spaß gemacht haben.

Die Bedeutung der Selbstfürsorge für Pflegepersonen
Eine chronische körperliche Erkrankung hat nicht nur direkte Folgen für den chronisch Kranken, sondern kann auch das Leben des gesunden Partners beeinträchtigen. Eine 2007 von Baanders, Arianne N. PhD, und Heijmans, Monique J. W. M. PhD, durchgeführte Studie zeigte, dass die häufigsten Folgen, die von mehr als der Hälfte der Partner erlebt wurden, mit Belastungen im Privatleben und intrinsischen Belohnungen zusammenhingen. 20 % der Partner gaben an, dass sich die Krankheit auf ihre sozialen Beziehungen und ihre finanzielle Situation auswirkte. Wenn die Krankheit des Patienten, der Patientin mit Müdigkeit einhergeht, berichten die Partner:innen von einer stärkeren Auswirkung auf ihr Privatleben, ihre sozialen Beziehungen und ihre intrinsische Belohnung, und Schmerzen beeinträchtigen die sozialen Beziehungen der Partner erheblich. Partner:innen von Patient:innen mit Krebs, Muskel-Skelett- oder Verdauungsstörungen sind anfälliger für die Folgen der chronischen Erkrankung. Die Ergebnisse machen deutlich, dass das Leben mit einem chronisch kranken Menschen Auswirkungen auf das Leben des Partners, der Partnerin hat, die über die Folgen der Pflege hinausgehen.

Wie oben erwähnt, kann die Pflege eines chronisch kranken Menschen einsam sein. Erarbeiten Sie sich gute Freundschaften, um Depressionen vorzubeugen. Auch wenn es oft schwierig sein kann, gemeinsam mit Ihrem Partner, ihrer Partnerin an sozialen Aktivitäten teilzunehmen, sollten Sie kein schlechtes Gewissen haben, wenn Sie alleine ausgehen. Es ist auch wichtig, dass Sie Ihre eigene Identität bewahren.

Als Faustregel gilt: Seien Sie präsent, aber nicht allgegenwärtig. Burnout bei Pflegekräften stellt eine ernsthafte und oft subtile Herausforderung dar, die sich allmählich entwickeln kann, ohne dass einer der beiden Beteiligten dies bemerkt. Diese emotionale, körperliche und geistige Erschöpfung betrifft viele engagierte Pflegekräfte, die sich so sehr auf die Bedürfnisse ihrer Angehörigen konzentrieren, dass sie ihr eigenes Wohlbefinden vernachlässigen.

Für Pflegekräfte erfordert die Aufrechterhaltung des persönlichen Wohlbefindens den Aufbau mehrerer wichtiger Unterstützungssysteme. Dazu gehören die Suche nach gesunden Möglichkeiten zum Stressabbau, der Aufbau eines zuverlässigen Netzwerks von Menschen, die Ihre Herausforderungen verstehen, und die Entwicklung der Selbstwahrnehmung, um zu erkennen, wann Sie Ihre Grenzen erreicht haben. Ebenso wichtig ist die Fähigkeit, anzuerkennen, wann Sie Hilfe benötigen, und bereit zu sein, darum zu bitten.

PROBIEREN SIE FOLGENDES AUS: Führen Sie einen ‹täglichen Mindeststandard für Selbstfürsorge› ein. Legen Sie die absoluten Mindestaktivitäten für die Selbstfürsorge fest, die Sie täglich benötigen, um Ihr Wohlbefinden aufrechtzuerhalten (vielleicht 10 Minuten Alleinsein, ein kurzer Spaziergang im Freien oder ein kurzes Telefonat mit einem / einer unterstützenden Freund:in). Schreiben Sie diese auf und hängen Sie sie an einer Stelle auf, wo Sie sie täglich sehen. Verpflichten Sie sich, diesen Mindeststandard unter allen Umständen einzuhalten, und behandeln Sie ihn als ebenso unverhandelbar wie die Einnahme wichtiger Medikamente. Wenn möglich, gehen Sie über dieses Minimum hinaus, aber unterschreiten Sie es niemals. Teilen Sie diese Verpflichtung mit Ihrem kranken Angehörigen und anderen Familienmitgliedern, damit diese Sie bei Ihrer wichtigen Selbstfürsorge unterstützen können.

Die Warnzeichen für ein Burnout bei Pflegepersonen zeigen sich oft auf vielfältige Weise, die sowohl die geistige als auch die körperliche Gesundheit beeinträchtigen. Möglicherweise stellen Sie fest, dass Sie sich von Freund:innen und Familie zurückziehen oder das Interesse an Aktivitäten verlieren, die Ihnen früher Freude bereitet haben. Emotionale Veränderungen äußern sich häufig in anhaltender Traurigkeit, Reizbarkeit oder

Hilflosigkeit gegenüber Ihrer Situation. Körperliche Symptome können sich in Form von Veränderungen der Essgewohnheiten, Gewichtsschwankungen, Schlafstörungen oder einer erhöhten Anfälligkeit für Krankheiten zeigen. In schweren Fällen können diese Symptome zu Selbstverletzungsgedanken oder Gedanken, der betreuten Person Schaden zuzufügen, eskalieren, was eine sofortige professionelle Intervention erfordert.

Das frühzeitige Erkennen und Verstehen dieser Anzeichen ermöglicht es Pflegekräften, vorbeugende Maßnahmen zu ergreifen, bevor es zu einer Krise kommt. Denken Sie daran, dass das Suchen von Hilfe kein Zeichen von Versagen oder Unzulänglichkeit ist – vielmehr zeugt es von Weisheit und Engagement, um sich selbst und Ihren Angehörigen die bestmögliche Pflege zukommen zu lassen.

Denken Sie daran, dass die Unterstützung einer Person mit chronischen Schmerzen ein Marathon und kein Sprint ist. Der Erfolg liegt im Aufbau nachhaltiger Unterstützungssysteme, die die Bedürfnisse aller anerkennen und berücksichtigen und gleichzeitig die Bindungen aufrechterhalten, die das Familienleben sinnvoll machen.

Seien Sie sich bewusst, dass es beim Setzen von Grenzen nicht darum geht, die Liebe einzuschränken, sondern darum, Ihre Fürsorge nachhaltig zu gestalten. Durch die Aufrechterhaltung gesunder Grenzen bewahren Sie Ihre Fähigkeit, nicht nur als Pflegeperson, sondern auch als Partner:in, Freund:in oder Familienmitglied präsent zu sein, das Ihr Angehöriger, Ihre Angehörige braucht.

Ein Aspekt von Beziehungen, der sich bei chronischen Erkrankungen oft verändert, aber selten offen diskutiert wird, ist Sexualität und Intimität. Wenn man diese Veränderungen ehrlich und kreativ angeht, kann man die wichtige Verbindung zwischen den Partnern aufrechterhalten.

Sexualität und Intimität

Langzeiterkrankungen sind kein Freund von Sexualität und Intimität. Die Gesellschaft hat im Allgemeinen ein Problem mit der Vorstellung, dass kranke oder behinderte Menschen immer noch Sex haben wollen oder haben könnten. Auch wenn sexuelle Aktivitäten aufgrund anderer Aspekte des Lebens mit einer chronischen Erkrankung zurückgestellt werden müssen, bleibt Sex ein wichtiger Teil des täglichen Lebens, selbst für Männer und Frauen, die durch eine Krankheit schwer behindert sind. Wir haben gelernt, verschiedene Phasen zu akzeptieren und gehen kreativ mit unseren manchmal unterschiedlichen Bedürfnissen und Prioritäten in Bezug auf Sexualität und Intimität um. Ich weiß, dass ich mich wiederhole. Es geht vor allem um Kommunikation. Nichts ist tabu. Alle Karten können, müssen aber nicht auf den Tisch gelegt werden.

Sexuelle Aktivität wird mit mehreren Verbesserungen der körperlichen Gesundheit in Verbindung gebracht:
Eine Studie aus dem Jahr 2021 ergab, dass sexuelle Aktivität das Immunsystem stärken kann. Studenten, die ein- bis zweimal pro Woche Geschlechtsverkehr hatten, wiesen einen um 30 % höheren Spiegel an Immunglobulin A (IgA) auf, einem Antikörper, der als erste Abwehrlinie gegen Krankheitserreger dient.

Sex bleibt ein wesentlicher Faktor für die Lebensqualität vieler Patient:innen mit chronischen Erkrankungen und ihrer Partner. Untersuchungen von Rosemary A. McInnes zeigen, wie sich bestimmte Behandlungen und Rollen in Partnerschaften auf die Sexualität auswirken.

Regelmäßige sexuelle Aktivität wird mit einer verbesserten Herz-Kreislauf-Gesundheit, einschließlich eines niedrigeren Blutdrucks, in Verbindung gebracht. Sie kann die Schmerzwahrnehmung verringern und zu einem besseren Schlaf beitragen. Außerdem hat sie eine Reihe positiver Auswirkungen auf das psychische und emotionale Wohlbefinden. Eine 2022 in der National Library of Medicine veröffentlichte Studie argumentiert, dass die Beurteilung der sexuellen Gesundheit für ganzheitliche Gesundheitsmodelle von entscheidender Bedeutung ist, und stellt fest, dass ‹sexuelle Gesundheit einen hohen Stellenwert hat und mit der allgemeinen Gesundheit in Verbindung steht›.

In ihrem neuen Buch ‹Sex Interrupted› untersucht die Rheumatologie-Krankenschwester Iris Zink MSN, RN die sexuellen und intimen Herausforderungen, denen Menschen mit chronischen Erkrankungen gegenüberstehen können – und gibt Tipps, wie diese überwunden werden können.

Es ist wichtig, sexuell aktiv zu bleiben und Intimität zu pflegen. «Sexuelle Gesundheit ist die Fähigkeit, unsere Sexualität während unseres gesamten Lebens anzunehmen und zu genießen. Sie ist ein wichtiger Teil unserer körperlichen und emotionalen Gesundheit», so die American Sexual Health Association. – Auszug aus ‹SEX-INTERRUPTED› von Jenny Palter.

PROBIEREN SIE FOLGENDES AUS: Vereinbaren Sie mit Ihrem Partner, ihrer Partnerin einen ‹Beziehungsinventar›, in dem Sie beide jeweils für sich aufschreiben:

1. Formen körperlicher Intimität, die trotz chronischer Krankheit derzeit gut funktionieren.
2. Arten von Intimität, die Sie vermissen oder gerne ausprobieren würden.
3. Körperliche Einschränkungen oder Bedenken, die sich auf die Intimität auswirken.

Kommen Sie dann zusammen, um Ihre Listen ohne Vorurteile auszutauschen, und konzentrieren Sie sich zunächst darauf, das zu schätzen, was funktioniert, bevor Sie Probleme lösen. Nutzen Sie dieses Gespräch, um drei konkrete Anpassungen (Stellungen, Zeitplanung, Hilfsmittel) zu entwickeln, die Ihre intime Verbindung verbessern könnten, während Sie körperliche Einschränkungen respektieren.

Die aktuelle Arbeitsdefinition der WHO für Sexualität lautet: «Ein zentraler Aspekt des Menschseins während des gesamten Lebens, der Sexualität, Geschlechtsidentitäten und -rollen, sexuelle Orientierung, Erotik, Lust, Intimität und Fortpflanzung umfasst. Sexualität wird durch das Zusammenspiel biologischer, psychologischer, sozialer, wirtschaftlicher, politischer, kultureller, rechtlicher, historischer, religiöser und spiritueller Faktoren beeinflusst.» (WHO.int, 2019)

Die größten Organe des Körpers sind … die Haut und, ja, das Gehirn, das entscheidet, was uns erregt. Anita Claydon und Sujatha Ramamurthy definieren Sexualität als ‹die ultimative Vereinigung von Körper und Geist›.

In ‹Intimacy: The Art of Relationships› (Intimität: Die Kunst der Beziehungen), veröffentlicht 2016 in Psychology Today, schreibt die Forscherin Lori H. Gordon: «Im Zentrum der Intimität stehen also Empathie, Verständnis und Mitgefühl; das sind die humanisierenden Gefühle. … Sexuelle Probleme in einer Beziehung sind häufig das Nebenprodukt persönlicher und partnerschaftlicher Konflikte und Ängste. Intimität ist eine Vereinigung von körperlicher Intimität (Körper) und emotionaler Verbindung (Gehirn). Manchmal beginnt alles mit einer einfachen Berührung.»

In ihrem Artikel ‹10 überraschende gesundheitliche Vorteile von Sex› aus dem Jahr 2013 hebt WebMD hervor, dass Sex das Immunsystem stärkt, die Libido steigert, Frauen hilft, ihre Blase besser zu kontrollieren, den Blutdruck senkt, als Sport zählt, das Risiko eines Herzinfarkts verringert, Schmerzen lindert, möglicherweise das Risiko für Prostatakrebs senkt, den Schlaf verbessert und Stress abbaut.

Wie viele Studien zeigen, steigern Sex und Intimität nicht nur das Glücksempfinden, sondern auch die Gesundheit.

Ich betone dies, weil Menschen mit Multimorbidität Stigmatisierung, Tabuisierung und einem Mangel an Bewusstsein unter Gesundheitsfachkräften gegenüberstehen, wenn es darum geht, Fragen der Sexualität und Intimität offen zu diskutieren.

Ich erinnere mich an den Schock im Gesicht eines älteren Arztes, als ich ihm sagte, dass ich gerne über die Änderung eines bestimmten Medikaments sprechen würde, da es meine Libido beeinträchtigte. Ich musste nicht nur betonen, dass ich es ernst meinte, sondern auch sein spöttisches Grinsen ertragen. Die Priorisierung von Sexualität und Intimität wird oft als

Rosinenpickerei und nicht als wesentliche Priorität in der Gesundheitsversorgung behandelt.

In westlichen Gesellschaften stellen die Medien Sexualität oft als Domäne der Jungen und Attraktiven dar und reduzieren sie damit auf ein oberflächliches Streben. Dabei sind Sexualität und Intimität von großer Bedeutung für die allgemeine Gesundheit und das Wohlbefinden.

Kulturelle Überzeugungen und Normen spielen eine wichtige Rolle bei der Prägung der Einstellung zu Sexualität und chronischen Krankheiten:

In einigen Kulturen gilt es als tabu oder beschämend, offen über sexuelle Themen zu sprechen, was es für Patient:innen schwierig macht, sexuelle Probleme mit Gesundheitsdienstleistenden zu besprechen.

Das Patriarchat spielt eine wichtige Rolle bei der Gestaltung der sexuellen Gesundheitsversorgung und der sexuellen Rechte, oft zum Nachteil von Frauen und marginalisierten Gruppen wie chronisch kranken Menschen.

Patriarchalische Systeme schränken die Rechte schutzbedürftiger Personen, insbesondere von Frauen und LGBTQI+-Personen, ein, und zwar nicht nur in Bezug auf den Zugang zur Gesundheitsversorgung, sondern auch in Bezug auf ein erfülltes Sexual- und Intimleben. Dies ist schädlich für die Persönlichkeitsrechte und die Gesundheit chronisch kranker Menschen.

Ich sprach mit Frauen, die eine kleine Gemeindeklinik in Chanpara am Stadtrand von Dhaka, Bangladesch, besuchten. Die meisten von ihnen waren Mütter mit kleinen Kindern, die geimpft wurden. Ich sah eine jüngere Frau, die im Schatten saß und gelassen wirkte, aber Schmerzen hatte. Ich fragte sie, ob ich mit ihr sprechen könnte, und setzte mich zu ihr. Ich fragte sie, ob sie körperliche Schmerzen habe, und sie sah mich überrascht an, dass ich das bemerkt hatte. Sie erzählte mir, dass sie unter einem schmerzhaften Schub ihrer rheumatoiden Arthritis litt. Ihr Mann arbeitete in der Buchhaltung und sorgte für ein Leben, in dem die Grundbedürfnisse und die Gesundheitsversorgung gedeckt waren. Ich fragte sie, was ihr helfen würde, die Woche etwas leichter zu überstehen. Ihre ehrliche Antwort überraschte mich. Sie erwähnte den Mangel an menschlicher Nähe und Intimität. Ihr Mann war es leid, sich täglich mit ihren Schmerzen auseinanderzusetzen, und er machte ihre Krankheit dafür verantwortlich, dass ihr Sexualleben zum Erliegen gekommen war. Sie wusste, dass er seine sexuellen Bedürfnisse außerhalb ihrer Ehe befriedigte, aber er weigerte sich, über ihre Bedürfnisse zu sprechen.

Viele religiöse Traditionen geben Richtlinien für sexuelles Verhalten vor und betonen dabei oft Keuschheit, Treue und moralisches Verhalten. Ich erinnere mich an ein Gespräch mit einem jungen, heimlich schwulen Christen aus New York, der sowohl mit einer Diabetes-Diagnose als auch mit einer schmerzhaften Autoimmunerkrankung zu kämpfen hatte. Die Kirche, die er besuchte und die für sein soziales Leben von zentraler Bedeutung war, betrachtete Homosexualität als Sünde. Erschwerend kam hinzu, dass einige Mitglieder der Gemeinde vermuteten, seine Krankheit sei eine Folge seiner unbereuten Sünden, und ihm die Schuld dafür gaben. Er vertraute mir an, wie sehr diese wertende Haltung seine psychische Gesundheit und sein allgemeines Wohlbefinden beeinträchtigte. Zusätzlich zu seinen Kämpfen mit der Krankheit sehnte er sich nach Intimität und der Freude an der Sexualität, doch jeder Ausdruck seiner Wünsche musste im Verborgenen bleiben.

Die heilende Kraft menschlicher Berührungen manifestiert sich in vielen Formen – von der Wärme einer Umarmung über die therapeutische Wirkung einer Massage bis hin zur tiefen Intimität einer sexuellen Verbindung. Diese Erfahrungen des Gebens und Nehmens, des Abbauens unserer Schutzmechanismen und des Sich-einlassens auf echte Begegnungen können eine tiefgreifende Heilung bewirken. Doch allzu oft werden diese grundlegenden Aspekte menschlicher Verbindung und des Wohlbefindens bei Menschen mit chronischen Krankheiten und Schmerzen übersehen oder ignoriert.

Wir müssen die wichtige Schnittstelle zwischen Sexualität, Intimität und Heilung würdigen, um das vollständige Wohlbefinden der Patient:innen zu unterstützen. Nur dann können wir eine umfassende Versorgung anbieten, die alle Dimensionen der menschlichen Gesundheit und Würde umfasst.

Audre Lorde sagt, dass Krankheit den Körper verändert, nicht aber das menschliche Bedürfnis nach Berührung, Verbindung und intimem Ausdruck. Die Sprache der Liebe passt sich an, aber ihr Wesen bleibt bestehen.

Über die intime Partnerschaft hinaus wirkt sich eine chronische Erkrankung auf das gesamte Familiensystem aus. Der Tagesrhythmus, die finanziellen Ressourcen und das emotionale Klima des Haushalts verändern sich, um den Realitäten der Krankheit Rechnung zu tragen. Doch in diesen Herausforderungen liegen auch Chancen für Wachstum und eine vertiefte Verbindung.

Familien mit einem chronisch kranken Mitglied

Das Leben mit einer chronischen Krankheit verändert das Familienleben grundlegend und erfordert eine ständige Anpassung an eine unvorhersehbare Realität. Die täglichen Routinen werden zu flexiblen Übungen, da Symptome und gesundheitliche Bedürfnisse alles neugestalten, von den morgendlichen Abläufen bis hin zu Familienfeiern. Die finanziellen Auswirkungen erweisen sich oft als unglaublich schwierig, da steigende medizinische Kosten und sinkende Einkommen einen Druck erzeugen, der Familien in finanzielle Instabilität treiben kann. Notaufnahmen, Spezialbehandlungen und laufende Medikamentenkosten summieren sich, während die Arbeitszeit möglicherweise reduziert wird oder ganz wegfällt. Diese Unvorhersehbarkeit und finanzielle Belastung verursachen erheblichen emotionalen Stress, der das Sicherheitsgefühl und das Wohlbefinden jedes Familienmitglieds beeinträchtigt.

Doch oft entdecken Familien durch diese Herausforderungen unerwartete Stärken und Wachstumspotenziale. Eine kürzlich im Journal of Pediatric Nursing veröffentlichte Studie aus dem Jahr 2024 kam zu einem interessanten Ergebnis. Die Resilienz der Eltern wurde als hoch eingestuft, ihr Burnout als moderat.

Mit zunehmender Resilienz nimmt das Burnout bei Eltern von Kindern mit chronischen Erkrankungen ab.

Dies sollte keinesfalls zu der Schlussfolgerung führen, dass die Belastung durch Krankheit in einer Familie unbedeutend ist oder dass Resilienz automatisch entsteht. Aber es gibt vielleicht dennoch Hoffnung.

Probieren Sie Folgendes aus: Erstellen Sie eine ‹Resilienz-Ressourcenkarte› für Ihre Familie. Zeichnen Sie Ihre Familie in die Mitte eines großen Blattes Papier. Tragen Sie dann alle Ressourcen ein, die Ihrer Familie helfen, mit chronischen Krankheiten umzugehen, und ordnen Sie sie nach Art: praktische Unterstützung (Nachbarn, die bei der Gartenarbeit helfen), emotionale Unterstützung (Freund:innen, die wirklich Verständnis haben), informative Unterstützung (vertrauenswürdige medizinische Dienstleister) und inspirierende Unterstützung (Aktivitäten, die Hoffnung geben). Bitten Sie jedes Familienmitglied, einen Beitrag zu dieser Karte zu leisten, und hängen Sie sie an einer gut sichtbaren Stelle auf, um Sie an Ihre gemeinsame Stärke zu erinnern. Aktualisieren Sie sie regelmäßig, wenn Sie neue Ressourcen entdecken oder sich die Bedürfnisse ändern.

Ich habe gesehen, wie das gemeinsame Bewältigen von Herausforderungen unzerbrechliche Bindungen innerhalb einer Familie schaffen kann. Kinder können außergewöhnliches Einfühlungsvermögen und emotionale Intelligenz entwickeln und zu fürsorglichen Erwachsenen heranwachsen, deren soziale und emotionale Fähigkeiten ihr Leben bereichern.

Ich weiß aber auch, dass keine Familie diesen Weg alleine gehen sollte. Ich ermutige Sie, sich Unterstützung zu suchen – von Angehörigen, Freund:innen oder Fachleuten. Feiern Sie jeden noch so kleinen Fortschritt und erkennen Sie die unglaubliche Widerstandsfähigkeit an, die Sie als Familie gemeinsam haben.

Gleichzeitig bitte ich Sie dringend, auf Anzeichen dafür zu achten, dass jemand möglicherweise Probleme hat. Veränderungen im Schlafverhalten, Rückzug von Aktivitäten, Reizbarkeit oder anhaltende Traurigkeit können Signale dafür sein, dass zusätzliche Hilfe benötigt wird. Um Hilfe zu bitten ist kein Zeichen von Schwäche – es ist ein Akt der Stärke und Weisheit. Ich bin fest davon überzeugt, dass Familien mit der richtigen Hilfe nicht nur die Herausforderungen einer chronischen Erkrankung bewältigen, sondern auch Wege finden können, gemeinsam zu wachsen.

Die meisten Studien zur finanziellen Belastung durch chronische Erkrankungen werden in den USA durchgeführt. Eine interessante Studie, die im Januar 2024 gestartet wurde, untersucht jedoch eingehend die Auswirkungen chronischer Erkrankungen auf die finanzielle Situation von Familien in der Schweiz.

Patient:innen mit chronischen Schmerzstörungen haben oft Schwierigkeiten, eine IV-Rente (Schweizer Rentenversicherung für Fälle von Invalidität, die zum Verlust des Arbeitsplatzes geführt haben) zu erhalten. Die Unterscheidung zwischen verschiedenen Schmerzstörungen (z. B. anhaltende somatoforme Schmerzstörung und chronische Schmerzstörung mit somatischen und psychologischen Faktoren) kann zu Problemen bei der IV-Anerkennung führen. Auch Krankheiten, die schwer zu diagnostizieren sind oder keine eindeutigen medizinischen Befunde aufweisen, können Probleme bei der IV-Anerkennung verursachen. Dies betrifft oft komplexe chronische Erkrankungen mit diffusen Symptomen. Selbst wenn eine chronische Erkrankung von der IV anerkannt wird, deckt die Leistung oft nicht den vollständigen Einkommensausfall ab. Von Swisslife veröffentlichte Zahlen zeigen, dass bei einer krankheitsbedingten Erwerbsunfähigkeit die Rentenversicherung Rentenzahlungen leistet, die etwa 60 % des letzten Einkommens abdecken, was zu einer Einkommenslücke von etwa 40 % führen kann.

Möglichkeiten, die Familienbande zu stärken

- Besondere Familienessen.
- Spieleabende planen.
- «Alles-was-ich-will»-Tage («Ja-Tage»).
- Sich gegenseitig Dankesnotizen schreiben.

Wenn ein Elternteil an einer chronischen Krankheit leidet, stehen Kinder und Jugendliche vor besonderen Herausforderungen, die besondere Aufmerksamkeit erfordern. Ihre Fähigkeit, diese Realität zu verarbeiten und sich daran anzupassen, hängt in hohem Maße von altersgerechter Unterstützung und offener Kommunikation ab.

Unterstützung für Kinder und Jugendliche, wenn ein Familienmitglied an einer chronischen Krankheit leidet

«Mama, ich weiß, dass du nicht mehr lange leben wirst, aber ich möchte nicht, dass du Angst hast. Ich möchte, dass du glücklich bist.» Ein Elternteil teilte diese tief empfundenen Worte eines 16-jährigen Jungen in einer Gruppentherapiesitzung während einer Reha, an der ich vor einigen Jahren teilnahm.

Kinder von Eltern mit chronischen Schmerzen stehen vor besonderen Herausforderungen, die besondere Aufmerksamkeit verdienen. Ihre emotionalen Reaktionen können von Sorge und Angst bis hin zu Verwirrung und Frustration reichen. Sie können stille Ängste haben, die Krankheit zu erben, oder sich Sorgen darüber machen, wie sich die Krankheit ihrer Eltern auf ihr tägliches Leben, ihre schulischen Leistungen und ihre Freundschaften auswirkt.

Ein erheblicher Anteil der Schulkinder in den Niederlanden lebt mit einem chronisch kranken Familienmitglied zusammen (19 %). Eine 2022 veröffentlichte Studie untersucht, ob es Unterschiede in der Lebensqualität – d. h. psychosomatische Beschwerden und Lebenszufriedenheit – zwischen Schulkindern mit und ohne chronisch kranken oder behinderten Elternteil zu Hause gibt.

Die Ergebnisse zeigten, dass Jugendliche mit einem chronisch kranken Elternteil eine geringere Lebensqualität hatten – d. h. mehr psychosomatische Beschwerden wie Müdigkeit und Schlafstörungen – und weniger zufrieden mit ihrem Leben waren als ihre Altersgenossen ohne chronisch kranken Elternteil.

PROBIEREN SIE FOLGENDES AUS: Erstellen Sie ‹Gefühlskarten› für jüngere Kinder in der Familie. Erstellen Sie einfache Karten, auf denen verschiedene Emotionen (glücklich, traurig, besorgt, wütend, verwirrt) mit passenden Gesichtsausdrücken dargestellt sind. Legen Sie eine regelmäßige ‹Flashcard-Check-in›-Zeit fest, in der Kinder zeigen können, welche Emotionen sie im Zusammenhang mit der Krankheit des Familienmitglieds empfinden. Dies gibt Kindern, denen möglicherweise das Vokabular fehlt, um komplexe Gefühle auszudrücken, eine konkrete Möglichkeit zur Kommunikation und öffnet die Tür für unterstützende Gespräche. Für Teenager können Sie dieses Konzept auf einen privaten digitalen Stimmungs-Tracker anpassen, den sie mit Ihnen teilen können, wenn sie dies wünschen.

Wenn eine chronische Krankheit in eine Familie eindringt, stehen Kinder und Jugendliche vor besonderen Herausforderungen, wenn es darum geht, ihre neue Realität zu verarbeiten und sich daran anzupassen. Ihre Welt verändert sich dramatisch, und sie brauchen eine umsichtige Begleitung, um diese Veränderungen zu bewältigen und gleichzeitig ihr Wohlbefinden und ihre Entwicklung zu erhalten.

Die Auswirkungen einer chronischen Krankheit reichen weit über die betroffene Person hinaus. Für Kinder und Jugendliche, die das Leiden eines Elternteils oder Geschwisters miterleben, entsteht ein komplexes Geflecht von Emotionen – Angst, Verwirrung, Wut und manchmal auch Schuldgefühle. Wenn wir diese jungen Familienmitglieder unterstützen, müssen wir uns bewusst sein, dass ihr Weg besondere Aufmerksamkeit und Verständnis erfordert.

Gespräche, Beruhigung und Zuhören bilden die Grundlage der Unterstützung. Kinder brauchen altersgerechte Erklärungen, die ihnen helfen, zu verstehen, was gerade passiert. Für jüngere Kinder eignen sich einfache, konkrete Erklärungen am besten: «Mamas Körper kämpft gerade besonders hart, deshalb braucht sie mehr Ruhe als zuvor.» Jugendliche benötigen detailliertere Informationen und Raum, um komplexe Emotionen zu verarbeiten: «Ich weiß, dass es beängstigend ist, wenn du siehst, wie ich Schmerzen habe. Lass uns darüber sprechen, was passiert und was wir gemeinsam tun können.»

Während Kinder ihre Erfahrungen verarbeiten, werden immer wieder Fragen aufkommen. Schaffen Sie einen sicheren Raum für diese Gespräche, antworten Sie ehrlich und bewahren Sie gleichzeitig die Hoffnung. «Ja, ich werde schlechte Tage haben, aber auch gute. Und egal, wie ich mich fühle, ich bin immer für dich da.» Diese Ehrlichkeit schafft Vertrauen und hilft Kindern, realistische Erwartungen zu entwickeln.

Aus eigener Erfahrung weiß ich, wie wichtig es ist, sich mit den Ängsten und dem Stress auseinanderzusetzen, die durch eine Krankheit entstehen. Als mein Teenager nach Hause kam und mich vor Schmerzen erbrechen sah und mehrmals einen Krankenwagen rufen musste, entstand eine neue Normalität, die alles andere als normal war. Diese Erfahrungen können für junge Menschen traumatisch sein, die Unterstützung brauchen, um sie zu verarbeiten. Würdigen Sie ihren Mut und stellen Sie gleichzeitig sicher, dass sie wissen, dass es nicht ihre Aufgabe ist, die Hauptpflegeperson zu sein. Unsere Kinder erwähnten, dass neben dem Mitansehen meiner starken Schmerzen die Ungewissheit der schwierigste Aspekt war. «Verheimlichen Mama und Papa etwas vor mir? Werden sie mir sagen, wenn der Tod naht?» Das waren nur einige der Fragen und Ängste, die sie hatten.

Routinen sorgen für wichtige Stabilität, wenn Krankheit Unsicherheit schafft. Halten Sie regelmäßige Essenszeiten, Hausaufgabenpläne und Schlafenszeitrituale ein, wann immer dies möglich ist. Wenn es zu Störungen kommt, erklären Sie diese klar und helfen Sie den Kindern, sich darauf einzustellen. Diese Vorhersehbarkeit bietet Sicherheit inmitten des Chaos.

Kinder in die Pflege einzubeziehen, erfordert ein sorgfältiges Gleichgewicht. Altersgerechte Aufgaben helfen ihnen, sich wertgeschätzt und verbunden zu fühlen – Wasser bringen, Geschichten vorlesen oder während der Ruhezeiten Gesellschaft leisten. Machen Sie jedoch deutlich, dass sie nicht für die medizinische

Versorgung oder die wichtigsten Haushaltsaufgaben verantwortlich sind. Ihre Hauptaufgabe bleibt es, Kind oder Teenager zu sein. Ich habe unseren Kindern klar gemacht, dass ihre Freude und ihr Lachen auch während meiner schlimmsten Schmerzphasen von entscheidender Bedeutung sind. Sie brauchten die ausdrückliche Erlaubnis, die Freuden des Lebens ohne Schuldgefühle genießen zu dürfen. Ihnen beim Sport zuzusehen, sie mit Freund:innen lachen zu hören oder zu sehen, wie sie ihren Leidenschaften nachgingen, war nicht nur erlaubt – es war für uns alle heilsam. Ihr Glück wurde zu einer Quelle des Lichts. Dieses Verständnis gab ihnen die Freiheit, sich zu entfalten und gleichzeitig die Verbindung zu unserer Familiengeschichte aufrechtzuerhalten.

Jedes Kind und jeder Teenager reagiert anders auf eine Krankheit in der Familie. Einige werden übermäßig verantwortungsbewusst, während andere sich zurückziehen oder sich daneben benehmen.

Achten Sie auf Anzeichen von Stress:
- Veränderungen im Schlaf- oder Essverhalten.
- Rückzug von Freund:innen oder Aktivitäten.
- Sinkende Noten oder Verlust des Interesses an üblichen Aktivitäten.
- Erhöhte Reizbarkeit, Ängstlichkeit oder Trotzverhalten.
- Körperliche Beschwerden wie Kopf- oder Bauchschmerzen.

Der Aufbau von Unterstützungsnetzwerken speziell für Kinder ist von entscheidender Bedeutung. Dazu gehören:
- Schulsozialarbeiter:innen und Lehrer:innen, die die Situation verstehen.
- Familien von Freund:innen, die Unterstützung bei der Betreuung und regelmäßige soziale Kontakte bieten können.
- Jugendhilfegruppen oder Beratungsdienste.

- Vertrauenswürdige Erwachsene, die Aufmerksamkeit schenken können, wenn die Eltern sich auf medizinische Bedürfnisse konzentrieren müssen.

Fördern Sie einen gesunden Ausdruck durch verschiedene Mittel. Kunst, Schreiben, Sport, Musik oder andere Aktivitäten helfen dabei, Emotionen zu verarbeiten und Verbindungen zum Alltag aufrechtzuerhalten. Manchen Kindern kann es helfen, sich einer Selbsthilfegruppe mit Gleichaltrigen in ähnlichen Situationen anzuschließen. Andere bevorzugen es, Tagebuch zu schreiben oder sich mit vertrauenswürdigen Erwachsenen zu unterhalten.

Denken Sie daran, dass die Widerstandsfähigkeit von Kindern stärker wird, wenn sie sich gehört, unterstützt und in der Liebe ihrer Familie geborgen fühlen. Schaffen Sie regelmäßige Gesprächsmöglichkeiten, bei denen sie ihre Sorgen ohne Vorurteile äußern können. Manchmal reicht schon die einfache Frage «Wie geht es dir mit all dem?» aus, um wichtige Gespräche über ihre Erfahrungen und Bedürfnisse anzustoßen.

Am wichtigsten ist es, Kindern zu vermitteln, dass ihre Gefühle – ob Wut, Traurigkeit, Angst oder sogar Erleichterung – normal und akzeptabel sind. Sie brauchen die Erlaubnis, Freude zu empfinden und ihr eigenes Leben zu leben, auch wenn Familienmitglieder leiden. Die Unterstützung ihrer emotionalen Gesundheit schafft jetzt die Grundlage für lebenslange Resilienz und Mitgefühl.

Diese Reise stellt Familien vor große Herausforderungen, aber mit umsichtiger Unterstützung können Kinder und Jugendliche Empathie, Resilienz und ein tieferes Verständnis entwickeln. Es ist wichtig, sichere Räume zu schaffen, in denen sie ihre Sorgen teilen, Fragen stellen und Bestätigung erhalten können. Vertrauenswürdige Erwachsene – ob Familienmitglieder, der andere Elternteil oder Berater – bieten wichtige emotionale Anlaufstellen und Unterstützungssysteme, die ihnen helfen, ihr Leben in Balance zu halten und gleichzeitig ihre Familien zu unterstützen.

Genauso wie Erwachsene Phasen und sich verändernde Bedürfnisse und Prioritäten haben, wenn sie versuchen, mit einer Langzeiterkrankung umzugehen, gilt dies auch für Kinder. Eine Kommunikation, die vor einer Woche noch hilfreich war, kann heute eine negative Reaktion hervorrufen.

Hilfreiche Fragen für Gespräche mit Ihren Kindern
- «Wie kann ich diesen Tag für dich erträglicher machen?»
- Seien Sie ehrlich.
- Teilen Sie Ihre eigenen Gefühle mit.
- Verwenden Sie einfühlsame Sprache.
- Erklären Sie ihnen, wie sich die Krankheit in den nächsten Tagen auf sie auswirken könnte.
- Informieren Sie sie über wichtige Entwicklungen.
- Verwenden Sie Ich-Formulierungen.
- Führen Sie ein geheimes Tagebuch.
- Halten Sie Notfallpläne bereit.
- Planen Sie wöchentliche kurze Updates zum Gesundheitszustand und dessen möglichen Auswirkungen auf die Familie.
- Verwenden Sie ein Mikrofon, damit sie Sie zu beliebigen Themen interviewen können.
- Fördern Sie kreative Betätigungen, um mit Stress umzugehen.
- Finden Sie altersgerechte Möglichkeiten, wie sie helfen können, wenn sie dies möchten.
- Verwenden Sie Bücher aus der Bibliothek, um ihnen zu helfen, Behinderungen, Krankenhäuser usw. zu verstehen

PROBIEREN SIE FOLGENDES AUS: Erstellen Sie gemeinsam mit Ihren Kindern einen ‹Familien-Notfallrucksack›. Packen Sie diesen kleinen Rucksack mit Dingen, die sie im Falle eines medizinischen Notfalls benötigen würden: wichtige Telefonnummern, Schritt-für-Schritt-Anweisungen, was zu tun ist, Dinge zum Trost, eine kleine Beschäftigung, um sie während des Wartens zu beschäftigen, und vielleicht eine besondere Nachricht von Ihnen. Lassen Sie Ihre Kinder den Rucksack individuell gestalten und überprüfen Sie regelmäßig gemeinsam dessen Inhalt. Diese praktische Vorbereitung kann Ängste erheblich reduzieren und gleichzeitig sicherstellen, dass Kinder genau wissen, was im Notfall zu tun ist. Die Konkretheit dieser Vorbereitung hilft Kindern oft, sich sicherer zu fühlen, und verwandelt vage Ängste in überschaubare Situationen.

Während der Fokus oft auf der Person mit chronischer Erkrankung liegt, stehen diejenigen, die sie kontinuierlich pflegen, vor ihren eigenen Herausforderungen. Die Bedürfnisse von Pflegekräften anzuerkennen und darauf einzugehen, ist nicht egoistisch – es ist für eine nachhaltige Unterstützung unerlässlich.

Zum Abschluss dieser Untersuchung darüber, wie chronische Krankheiten unsere wichtigsten Beziehungen prägen, wollen wir darüber nachdenken, was wir über die Schaffung nachhaltiger Beziehungen gelernt haben, die sowohl die erkrankte Person als auch diejenigen, die sie begleiten, wertschätzen.

Reflexionen über unseren gemeinsamen Weg

Letzten Monat saß ich mit einem alten Freund, der mich seit zwei Jahrzehnten meiner chronischen Krankheit kennt, in einem Café. Aufgrund der Pandemie und unseres geschäftigen Alltags hatten wir uns mehrere Jahre lang nicht gesehen. Nachdem wir uns über Neuigkeiten aus unseren Familien ausgetauscht hatten, fragte er mich: «Was hast du nach all den Jahren darüber gelernt, was den Unterschied zwischen hilfreicher und nicht hilfreicher Unterstützung ausmacht?»

Ich schaute aus dem Fenster, beobachtete die Menschen, die im Regen vorbeieilten, und lächelte, als mir eine Erinnerung kam. «Erinnerst du dich an damals in München?», fragte ich. «Als meine Medikamente nicht wirkten und ich kaum vom Konferenzzentrum zum Hotel laufen konnte?»

Er nickte, offensichtlich unsicher, worauf ich hinauswollte.

«Du hast mich nicht gefragt, ob ich Hilfe brauche. Du hast mir nicht gesagt, dass es besser werden würde oder dass ich eine neue Behandlung ausprobieren sollte. Du bist einfach neben mir hergelaufen, hast dein Tempo meinem angepasst und über die lächerliche Kunstausstellung gesprochen, die wir zuvor gesehen hatten – du hast mich wie einen Menschen behandelt, nicht wie einen Patienten.»

Ich fuhr fort: «Die bedeutungsvollste Unterstützung kommt von denen, die neben einem herlaufen können, ohne zu versuchen, die Reise zu reparieren, zu minimieren oder zu kontrollieren. Sie erkennen die Realität des Schmerzes an, ohne ihn zum Mittelpunkt unserer Beziehung zu machen. Sie schaffen Raum für das Nebeneinander von Kampf und Freude.»

Mein Freund lächelte verständnisvoll: «Ich wusste an diesem Tag nicht, was ich tun sollte. Ich wollte einfach nicht, dass du dich allein fühlst.»

«Genau», antwortete ich. «Und genau das macht den Unterschied.»

PROBIEREN SIE FOLGENDES AUS: Nehmen Sie sich einen ruhigen Moment Zeit, um einen Brief (auch wenn Sie ihn nie abschicken) an jemanden zu schreiben, der Sie während Ihrer chronischen Erkrankung bedeutend unterstützt hat, oder an jemanden, den Sie unterstützt haben. Beschreiben Sie in dem Brief einen bestimmten Moment, in dem die Anwesenheit dieser Person einen Unterschied gemacht hat, welche Eigenschaften ihre Unterstützung so wertvoll gemacht haben und wie sich das auf Sie ausgewirkt hat. Diese Reflexion kann Ihnen helfen, zu klären, was in unterstützenden Beziehungen wirklich wichtig ist, und Ihre zukünftigen Interaktionen leiten, unabhängig davon, ob Sie Unterstützung geben oder erhalten.

Während wir gemeinsam das komplexe Terrain chronischer Erkrankungen navigieren – sei es als Patient:innen, Partner:innen, Familienmitglieder, Freund:innen oder Kolleg:innen – lernen wir ständig, wie wir uns gegenseitig durch unsichere Landschaften unterstützen können. Es gibt keine perfekte Karte oder keinen perfekten Reiseführer, aber es gibt den Kompass des Mitgefühls, des Verständnisses und der Präsenz, der uns vorwärts führen kann.

Die Reise mit einer chronischen Erkrankung verändert alle Beteiligten. Sie fordert uns auf, neue Wege der Verbindung, Kommunikation und Fürsorge zu entwickeln. Sie lädt uns ein, sowohl die Verletzlichkeit als auch die Stärke in uns selbst und anderen zu erkennen. Und vielleicht am wichtigsten ist, dass sie uns lehrt, dass wir nicht alle Antworten haben müssen, um das Leben eines Menschen tiefgreifend zu verändern. Manchmal ist das größte Geschenk, das wir jemandem machen können, einfach neben ihm herzugehen, uns seinem Tempo anzupassen und dafür zu sorgen, dass er nicht alleine geht.

Reflexionsfragen

1. *Persönliches Verständnis und Wachstum:* Wie hat sich Ihr Verständnis von chronischen Erkrankungen und deren Auswirkungen auf Beziehungen verändert? Welche Annahmen oder Überzeugungen wurden in Frage gestellt?
2. *Kommunikation und Grenzen:* Welche Aspekte der Kommunikation mit chronisch kranken Menschen empfinden Sie als besonders herausfordernd? Wie könnten Sie diese Herausforderungen in Zukunft anders angehen?
3. *Rollen und Beziehungen:* Wie schaffen Sie es, die verschiedenen Rollen in Ihrer Beziehung zu einer chronisch kranken Person (z. B. Pflegeperson, Partner:in, Freund:in) unter einen Hut zu bringen? Welche Rollen empfinden Sie als besonders schwierig?
4. *Selbstfürsorge und Unterstützung:* Über welches Unterstützungssystem verfügen Sie derzeit für sich selbst? Wo benötigen Sie möglicherweise zusätzliche Unterstützung?

5. *Ausblick:* Welche konkrete Maßnahme können Sie diese Woche ergreifen, um Ihre Unterstützung für jemanden mit einer chronischen Erkrankung zu verbessern und gleichzeitig für sich selbst zu sorgen?

8 Die Widerstandsfähigkeit des Champions

Trotz chronischer Schmerzen erfolgreich sein

Trotz meiner schweren Erkrankungen identifiziere ich mich nicht in erster Linie damit, ‹krank zu sein›. Ich bin fasziniert von der Widerstandsfähigkeit und Zerbrechlichkeit des menschlichen Körpers. Krankheiten und Schmerzen können unsere Aufmerksamkeit auf sich ziehen und uns völlig vereinnahmen. In diesem Kapitel stelle ich die Vorteile vor, die es hat, sich trotz Krankheit auf die Gesundheitsförderung zu konzentrieren und eine Champion-Mentalität zu entwickeln, um mit Behinderungen, Schmerzen und Krankheiten umzugehen.

Diese Siegermentalität, die auf Resilienz basiert, befähigt uns, mit unseren Beschwerden umzugehen und ein erfülltes Leben zu führen. Seit mehreren Jahren liegt mein Hauptaugenmerk nicht darauf, gesünder zu werden, sondern meine Lebensqualität zu verbessern oder aufrechtzuerhalten.

Ausgehend von verschiedenen Bereichen wie Sportpsychologie, Gesundheitsförderungsforschung und Resilienzstudien untersuchen wir praktische Ansätze zur Aufrechterhaltung und Verbesserung der Lebensqualität bei chronischen Erkrankungen.

Das Kapitel stellt mehrere wichtige Rahmenkonzepte vor, darunter Grawes Modell der psychologischen Grundbedürfnisse und Antonovskys salutogenetischer Ansatz zur Gesundheit, und zeigt, wie diese Perspektiven uns dabei helfen können, trotz gesundheitlicher Herausforderungen unser Wohlbefinden zu erhalten. Wir untersuchen das entscheidende Gleichgewicht zwischen objektiven und subjektiven Faktoren der Lebensqualität und wie dieses Verständnis unsere täglichen Entscheidungen und langfristigen Strategien beeinflussen kann.

Besonderes Augenmerk wird auf die Entwicklung einer sogenannten ‹Champion-Mentalität› gelegt – die Anwendung von Erkenntnissen aus der Spitzensportpsychologie auf die Herausforderung, mit einer chronischen Erkrankung zu leben. Das Kapitel schließt mit praktischen Ratschlägen zur Entwicklung gesunder Gewohnheiten, zur Pflege sozialer Kontakte und zur Einbeziehung spiritueller Praktiken in den Heilungsprozess. Anhand persönlicher Beispiele und evidenzbasierter Ansätze erfahren die Leser, wie sie Resilienz aufbauen und sich auch während der Bewältigung einer Erkrankung auf die Gesundheitsförderung konzentrieren können.

Lebensqualität verstehen

Peter Sommerfeld ist ein guter Freund und einer der führenden Experten für Lebensqualität und Sozialarbeit in Deutschland und der Schweiz. Lebensqualität ist dynamisch – darüber herrscht heute in der Forschung Einigkeit – und besteht aus zwei Komponenten: objektiven und subjektiven Kriterien. Bei mehreren gemeinsamen Mahlzeiten und Kaffees erklärte mir Peter einige der Forschungsergebnisse zur Lebensqualität und wie sich diese auf meine Situation übertragen lassen, da ich mit mehreren Krankheiten und Schmerzen lebe.

Wir fuhren mit Irene von Kapstadt aus nach Norden, als er etwas sagte, das mir seitdem im Gedächtnis geblieben ist: «Bleib auf dem Fahrersitz, aber glaube nicht, dass du das Ziel kontrollieren kannst. Du kannst lenken und Gas geben oder bremsen, aber das war's auch schon. Versuche immer, einen Plan C oder D parat zu haben, wenn die Pläne A und B nicht funktionieren.»

Die objektive und subjektive Lebensqualität eines Menschen entsteht im Prozess seiner Entwicklung in Konfrontation mit sich selbst, seinen materiellen und soziokulturellen Lebensbedingungen und den Entwicklungsaufgaben (Bewältigungsaufgaben), die sich in diesem Prozess ergeben. In dieser Hinsicht ist die Lebensqualität eines Individuums ein dynamisches, sich ständig weiterentwickelndes Produkt zwischen der Erfüllung von Bedürfnissen und einem soziokulturell geprägten Lebensstil. Sie hängt von den ‹Fähigkeiten› ab, die das individuelle Lebensstil-System charakterisieren. Die Lebensqualität als Ergebnis des Lebensstils unterliegt subjektiven und sozialen Bewertungen, die miteinander in Wechselbeziehung stehen.

Klaus Grawe war ein deutscher Psychotherapeut und Forscher, dessen Modell der psychologischen Strukturbildung ein integratives Konzept ist, das versucht, die psychologische Funktionsweise und Therapie von psychischen Störungen zu erklären.

Grawe postuliert vier grundlegende menschliche Bedürfnisse, die für die Stabilität des menschlichen Geistes entscheidend sind:

- Orientierung und Kontrolle.
- Bindung.
- Maximierung von Freude und Vermeidung von Schmerz.
- Steigerung des Selbstwertgefühls.

Lebensqualität und insbesondere Motivation können aus dieser Perspektive als bewusster und unbewusster Antrieb zur Erfüllung unserer Grundbedürfnisse betrachtet werden, d. h. sich morgen ein bisschen mehr wertgeschätzt zu fühlen (Selbstwertgefühl), ein bisschen mehr Freiheit oder Kontrolle über die Welt zu haben (Kontrolle), die Welt ein bisschen besser zu verstehen (Orientierung), etwas bessere und engere Beziehungen zu haben (Bindung) und mehr Freude zu haben (Freude). (Habermacher, Ghadiri, Peters, 2012)

Das Leben mit mehreren chronischen Erkrankungen führt oft zu wirtschaftlicher Armut, dem Verlust von Karriere- und Berufsmöglichkeiten, sozialer Isolation, weniger Autonomie und Mobilität und vielem mehr.

Um zu untersuchen, wie Theorien wie Grawe's Modell der psychologischen Strukturbildung und andere sich auf Menschen mit mehreren Erkrankungen und chronischen Schmerzen auswirken können, können wir jedes grundlegende menschliche Bedürfnis und seine potenziellen Auswirkungen auf die Lebensqualität analysieren:

Selbstwertgefühl: Das Leben mit chronischen Schmerzen und mehreren Erkrankungen kann sich negativ auf das Selbstwertgefühl auswirken, da die Betroffenen sich entmutigt fühlen und Selbstzweifel entwickeln können. Sie können jedoch ihr Selbstwertgefühl und ihre Selbstachtung aufrechterhalten, indem sie sich auf ihre persönlichen Stärken konzentrieren, realistische Ziele setzen und kleine Erfolge feiern.

Kontrolle: Chronische Schmerzen und Krankheiten führen oft dazu, dass Menschen das Gefühl haben, die Kontrolle über ihr Leben zu verlieren. Menschen können die Kontrolle und Autonomie zurückgewinnen, indem sie sich aktiv an ihren Behandlungsplänen beteiligen, tägliche Routinen festlegen und Selbstmanagementfähigkeiten priorisieren.

Orientierung: Die Unsicherheit und Unvorhersehbarkeit chronischer Schmerzen und Mehrfacherkrankungen können das Verständnis einer Person von ihrer Welt beeinträchtigen. Die Suche nach genauen Informationen, die Verbindung zu unterstützenden Gemeinschaften und die offene Kommunikation mit Gesundheitsdienstleistenden können dazu beitragen, ein kohärentes und konsistentes Verständnis ihrer Situation zu schaffen.

Bindung: Krankheiten und chronische Schmerzen können soziale Beziehungen belasten und das Gefühl der Bindung in Frage stellen. Die Aufrechterhaltung starker Unterstützungsnetzwerke, die Teilnahme an Selbsthilfegruppen und die Pflege gesunder Beziehungen können Sicherheit geben und die Bindungen zu anderen stärken.

Freude: Chronische Schmerzen und multiple Erkrankungen können es Menschen erschweren, Freude und Belohnung im Leben zu finden. Die aktive Suche nach angenehmen Aktivitäten, das Üben von Achtsamkeit und die Konzentration auf die positiven Aspekte des Lebens sind dabei von vorrangiger Bedeutung.

Dies sind wichtige Leitprinzipien, nach denen ich mich bei der Auswahl von Therapieoptionen und den vielen Entscheidungen, die ich täglich treffe, richte.

PROBIEREN SIE FOLGENDES AUS: Stärken Sie Ihr Kohärenzgefühl. Basierend auf dem Modell von Grawe und dem salutogenetischen Ansatz von Antonovsky finden Sie hier praktische Schritte zur Stärkung Ihrer Lebensqualität:

- *Für das Selbstwertgefühl:* Führen Sie ein ‹Tagebuch mit kleinen Erfolgen›. Schreiben Sie jeden Tag drei Dinge auf, die Sie erreicht haben, egal wie klein sie auch sein mögen. Das kann das pünktliche Einnehmen von Medikamenten sein, ein bedeutungsvolles Gespräch oder einfach nur das Anziehen.
- *Für die Kontrolle:* Wählen Sie einen Aspekt Ihres Gesundheitsmanagements aus, den Sie diese Woche aktiver kontrollieren möchten. Das kann das Verfolgen von Symptomen, das Recherchieren Ihrer Erkrankung oder das Vereinbaren eines überfälligen Termins sein.
- *Für die Orientierung:* Erstellen Sie eine ‹Kohärenzkarte› Ihrer Erkrankung. Listen Sie auf, was Sie gut verstehen und was Sie verwirrt, und suchen Sie sich eine zuverlässige Quelle (Gesundheitsdienstleistende, Selbsthilfegruppe oder vertrauenswürdige Website), um Wissenslücken zu schließen.
- *Zur Bindung:* Nehmen Sie diese Woche Kontakt zu einer Person auf – sei es ein Freund, eine Freudin, der / die sich in derselben Situation befindet wie Sie, oder ein Familienmitglied, das Ihnen emotionale Unterstützung bietet. Vereinbaren Sie einen konkreten Termin für das Treffen.

- *Zum Vergnügen*: Überlegen Sie sich drei Aktivitäten, die Ihnen trotz Ihrer Einschränkungen Freude bereiten. Nehmen Sie sich vor, diese Woche mindestens eine davon auszuüben, und passen Sie sie dabei Ihrem aktuellen Energie- und Symptomniveau an.

Modelle der Gesundheitsförderung

Aufbauend auf diesem Verständnis von Lebensqualität können wir untersuchen, wie verschiedene Modelle der Gesundheitsförderung Behandlungsansätze leiten. Während sich einige Modelle ausschließlich auf die biologischen Ursachen der Beschwerden der Patient:innen konzentrieren, verfolgen andere einen umfassenderen Ansatz. Das biopsychosoziale Modell untersucht beispielsweise, wie psychologische und soziologische Aspekte des Lebens des Patienten, der Patientin zu seiner / ihrer Erkrankung beitragen können. Das ökologische Modell geht noch weiter und betrachtet ‹die Wechselwirkungen und die gegenseitige Abhängigkeit von Faktoren innerhalb und zwischen allen Ebenen eines Gesundheitsproblems. Es hebt die Interaktionen der Menschen mit ihrer physischen und soziokulturellen Umgebung hervor›.

Unter diesen Ansätzen hat ein Modell besonders meinen eigenen Weg geprägt: das salutogene Modell. Lassen Sie mich Ihnen erzählen, wie dieses Rahmenkonzept mich durch schwierige Momente in meinem Berufsleben begleitet hat.

Als ich kürzlich einen Workshop für die Polizei leitete, bekam ich starke Kopfschmerzen. Anstatt in das mir vertraute Muster zu verfallen und mich zu fragen: «Warum passiert mir das schon wieder?» – eine Frage, die in der Regel zu nichts Produktivem führt –, hielt ich inne, um zu untersuchen, was tatsächlich vor sich ging. Ich erkannte, dass es sich nicht um meine üblichen Spannungskopfschmerzen handelte, sondern wahrscheinlich um ein Anzeichen für einen niedrigen Cortisonspiegel. Dieser Wechsel von frustrierten Fragen zu analytischer Beobachtung veranschaulicht die erste Komponente dessen, was wir untersuchen werden: die Verständlichkeit.

Da ich die wahrscheinliche Ursache meiner Schmerzen besser verstehen konnte, hatte ich plötzlich Optionen statt Hilflosigkeit. Ich konnte die Teilnehmer in Gruppen einteilen, wodurch ich dreißig Minuten Zeit hatte, um Medikamente einzunehmen und sie wirken zu lassen. Dies veranschaulicht die zweite Komponente: Beherrschbarkeit – die Überzeugung, dass ich über Ressourcen verfüge, um mit der Situation umzugehen.

Am wichtigsten war jedoch, dass der Workshop selbst etwas Größeres darstellte als mein unmittelbares Unbehagen. Mein Ziel war nicht einfach die Abwesenheit von Schmerzen, sondern die Präsenz von Sinn, indem ich zur beruflichen Weiterentwicklung beitrug und Kolleg:innen möglicherweise dabei half, ihren Gemeinden effektiver zu dienen. Selbst während ich mit den Schmerzen zu kämpfen hatte, machte dieses Gefühl der Sinnhaftigkeit die Herausforderung lohnenswert – was die dritte Komponente veranschaulicht: Sinnhaftigkeit.

Diese persönliche Erfahrung spiegelt die Kernprinzipien des salutogenetischen Modells von Aaron Antonovsky wider. Antonovsky, Medizinsoziologe und Professor für Medizinsoziologie an der Ben-Gurion-Universität des Negev in Israel, entwickelte das salutogenetische Modell von Gesundheit und Resilienz. 1979 stellte er in seinem Buch ‹Health, Stress, and Coping› erstmals das Konzept der Salutogenese vor, in dem er darlegte, dass Gesundheit und Wohlbefinden nicht nur die Abwesenheit von Krankheit sind, sondern vielmehr das Ergebnis eines dynamischen, adaptiven Prozesses, an dem individuelle und umweltbezogene Ressourcen beteiligt sind.

Das Salutogenese-Training zeigt eine signifikante Verbesserung in der Wahrnehmung und im Umgang mit ihrer Gesundheit und ihren Ressourcen.

Investitionen in die Bereiche Kohärenz, Verbundenheit, Sinnhaftigkeit und andere, die in dem oben genannten Modell beschrieben sind, sind eine direkte Form der Gesundheitstherapie und eine wichtige Investition in die Förderung unserer Gesundheit und unseres Wohlbefindens.

Entwicklung gesunder Gewohnheiten bei chronischen Erkrankungen

Das Verständnis dieser theoretischen Rahmenbedingungen ist wertvoll, aber die eigentliche Herausforderung besteht darin, sie in die tägliche Praxis umzusetzen. Basierend auf aktuellen Forschungsergebnissen und Expertenempfehlungen aus den Jahren 2023–2024 kristallisieren sich mehrere Schlüsselbereiche heraus, die für Menschen mit mehreren chronischen Erkrankungen für die Aufrechterhaltung ihrer geistigen und körperlichen Gesundheit von entscheidender Bedeutung sind. Ich möchte Ihnen mitteilen, was für mich funktioniert.

Änderungen des Lebensstils

Im Bereich der Änderungen des Lebensstils sind Ernährung, Nahrungsaufnahme und regelmäßige körperliche Aktivität grundlegende Elemente. Eine gesunde, ausgewogene Ernährung ist entscheidend für die Behandlung chronischer Erkrankungen, während Schlafhygiene und die Priorisierung von Ruhezeiten für die Genesung und das Energiemanagement unerlässlich sind. Ich versuche, stark verarbeitete Lebensmittel so weit wie möglich zu vermeiden und kleine, gesunde Portionen zu essen, ohne dogmatisch zu sein, was ich esse.

Psychische Gesundheit und Stressbewältigung

Das Leben mit chronischen Schmerzen ist von Natur aus stressig. Wirksame Techniken zur Stressreduktion sind wichtige Hilfsmittel für die Aufrechterhaltung der psychischen Gesundheit. Dazu gehören Achtsamkeits- und Meditationsübungen, Atemübungen und Aufenthalte in der Natur. Für mich sind diese Praktiken zu einem unverzichtbaren Bestandteil meines Alltags geworden.

Soziale Kontakte und Unterstützungssysteme

Wie bereits erwähnt, ist die Pflege sozialer Beziehungen für das psychische Wohlbefinden von entscheidender Bedeutung. Die Suche nach formellen und informellen Selbsthilfegruppen und

Menschen mit ähnlichen Erkrankungen ist für mich sehr hilfreich. Meine Freund:innen mit ähnlichen Erkrankungen wissen, wovon ich spreche, wenn ich von Symptomüberlastung, schwierigen Situationen mit Versicherungen und ähnlichen Aspekten erzähle. Über diese speziellen Kontakte hinaus bieten die Pflege von Beziehungen zu meiner Familie und einem vielfältigen Freundeskreis ein robustes Unterstützungssystem, das meine allgemeine Lebensqualität verbessert. Regelmäßige Interaktion mit geliebten Menschen durch gemeinsame Aktivitäten, bedeutungsvolle Gespräche oder einfach nur Zeit miteinander zu verbringen, kann Stress erheblich reduzieren und die emotionale Widerstandsfähigkeit fördern.

Darüber hinaus kann die Teilnahme an Gemeinschaftsaktivitäten oder ehrenamtlicher Arbeit das soziale Netzwerk erweitern und neue Perspektiven und ein Gefühl der Sinnhaftigkeit bieten. Im heutigen digitalen Zeitalter ist es durch verschiedene Online-Plattformen einfacher geworden, diese Verbindungen aufrechtzuerhalten, sodass auch bei räumlicher Distanz eine regelmäßige Kommunikation möglich ist. Es ist jedoch wichtig, virtuelle Interaktionen nach Möglichkeit durch persönliche Treffen auszugleichen, da persönlicher Kontakt tiefere emotionale Bindungen und authentischere Unterstützung fördert.

Medizinische Behandlung und Selbstversorgung

Die medizinische Behandlung bildet einen Grundpfeiler für ein gutes Leben mit chronischen Erkrankungen und umfasst drei miteinander verbundene Ansätze. Die Einhaltung der Behandlung bildet die Grundlage – die konsequente Verpflichtung, die verschriebenen Behandlungen zu befolgen, regelmäßig zu Terminen zu erscheinen und zu Hause sorgfältig zu beobachten, wie mein Körper darauf reagiert.

Ich habe festgestellt, dass eine echte Partnerschaft mit meinen Ärzten den entscheidenden Unterschied ausmacht. Anstatt Behandlungsentscheidungen allein zu treffen, arbeiten wir bei jedem Schritt zusammen, insbesondere bei der Einführung neuer Medikamente, die möglicherweise schwierige Nebenwirkungen mit sich bringen. Bevor wir eine neue Therapie beginnen, legen wir klare Bewertungspunkte fest – sei es nach zehn Tagen, zwei Monaten oder einem anderen sinnvollen Zeitrahmen. Diese einfache Vereinbarung ist von unschätzbarem Wert, wenn Nebenwirkungen meine Grenzen auf die Probe stellen.

Dieser im Voraus festgelegte Kontrollpunkt gibt mir den Rahmen, den ich brauche, um diszipliniert zu bleiben und die Dinge durchzuziehen, anstatt die Behandlung vorzeitig abzubrechen. Einige Therapien, die ich ausprobiert habe, hatten schwerwiegende Nebenwirkungen, die wirklich schwer zu ertragen waren. Aber das Wissen, dass wir uns verpflichtet hatten, den Fortschritt zu einem bestimmten Zeitpunkt zu bewerten, half mir, die Perspektive zu bewahren und mich an den Plan zu halten, wenn mein Instinkt mir sagte, ich solle aufgeben.

Die Teilnahme an Selbstmanagement-Schulungsprogrammen, die Information über die neuesten Forschungsergebnisse und das Erlernen von Problemlösungsfähigkeiten zur Bewältigung von Symptomen sind wertvolle Bestandteile dieses Ansatzes.

Die Integration von ergänzenden Therapien neben der konventionellen Medizin schafft einen umfassenderen Ansatz für das Wohlbefinden. Diese Praktiken – Akupunktur, Massage, Yoga, Kryotherapie, Musiktherapie und Mind-Body-Techniken wie Biofeedback – bieten zusätzliche Möglichkeiten zur Schmerzbewältigung und zur Unterstützung der allgemeinen Gesundheit.

Ich habe gelernt, ein Gleichgewicht zwischen zwei wesentlichen Zielen zu suchen: die schädlichen Auswirkungen meiner Erkrankung zu minimieren und gleichzeitig die Teile meiner Persönlichkeit zu pflegen, die stark und gesund geblieben sind. Anstatt mich ausschließlich auf das zu konzentrieren, was verbessert werden muss, versuche ich, das zu fördern, was in meinem Körper, meinem Geist und meiner Seele bereits gut funktioniert. Dieser duale Ansatz erscheint mir nachhaltiger und hoffnungsvoller – ich gehe meine Erkrankung an und baue gleichzeitig auf der Grundlage meiner Gesundheit auf, die mich weiterhin unterstützt.

Der Schlüssel liegt in einer durchdachten Integration, bei der diese ergänzenden Ansätze die medizinische Behandlung nicht ersetzen, sondern ergänzen und so eine umfassendere Strategie für ein gutes Leben schaffen.

Durch die Kombination dieser Elemente der medizinischen Behandlung – Einhaltung der Behandlung, Schulung zum Selbstmanagement und integrative Ansätze – können Menschen mit chronischen Erkrankungen eine proaktive Rolle in ihrer Gesundheitsversorgung übernehmen und so möglicherweise ihre allgemeine Lebensqualität und ihre Gesundheitsergebnisse verbessern.

PROBIEREN SIE ES AUS: Erstellen Sie Ihr ‹Toolkit für gesunde Gewohnheiten›. Der Aufbau nachhaltiger Gewohnheiten bei chronischen Erkrankungen erfordert einen sanften, flexiblen Ansatz:

- *Fangen Sie klein an*: Wählen Sie nur eine Gewohnheit, auf die Sie sich diesen Monat konzentrieren möchten. Ob es sich um eine 5-minütige Morgenmeditation, ein zusätzliches Glas Wasser pro Tag oder einen kurzen Spaziergang um Ihr Haus handelt – Beständigkeit ist wichtiger als Intensität.
- *Erstellen Sie eine Karte Ihres Unterstützungsnetzwerks:* Zeichnen Sie drei Kreise, die verschiedene Arten der Unterstützung darstellen: 1) Menschen, die Ihre Erkrankung verstehen, 2) Familie und enge Freund:innen, 3) professionelles Unterstützungsteam. Identifizieren Sie Lücken und eine Person, an die Sie sich in jedem Kreis wenden können.
- *Entwerfen Sie Ihr Energiemanagementsystem:* Verfolgen Sie eine Woche lang Ihr Energieniveau anhand einer einfachen Skala von 1–10. Notieren Sie Muster in Bezug auf Medikamenteneinnahme, Schlaf, Aktivitäten und Symptome. Nutzen Sie diese Daten, um Ihre wichtigsten

Aktivitäten für die Zeiten zu planen, in denen Sie am meisten Energie haben.

- *Erstellen Sie Ihr Stressabbau-Menü:* Erstellen Sie eine Liste mit 5 bis 10 Techniken zum Stressabbau, die Sie je nach Situation (Tage mit starken Schmerzen, Momente der Angst, schlaflose Nächte) anwenden können. Nehmen Sie Optionen auf, die 2 Minuten, 10 Minuten und 30 Minuten dauern, damit Sie immer etwas Passendes zur Hand haben.

Seelsorge: Sinn im Leiden finden

Ich stelle meine persönlichen Lebenserfahrungen in einen größeren Zusammenhang. Ich bin mit anderen Menschen verbunden, die in diesem Moment leiden, feiern, in Trauer versinken oder in Freude schwelgen. Ich bin nicht allein. Ich atme dieselbe Luft wie Sie. Über die physischen und psychischen Aspekte einer chronischen Erkrankung hinaus gibt es eine Dimension, die von vielen Gesundheitssystemen übersehen wird: die spirituelle Komponente. Die Fragen, die sich während einer chronischen Erkrankung stellen, sind tiefgreifend und universell.

Warum passiert mir das gerade jetzt? Was wird nach meinem Tod mit mir geschehen? Wird meine Familie meinen Verlust überstehen? Wird man mich vermissen? Wird man sich an mich erinnern? Gibt es einen Gott? Wenn ja, wird er für mich da sein? Werde ich Zeit haben, mein Lebenswerk zu vollenden? Dies sind nur einige der vielen Ausdrucksformen, wie spirituelle Aspekte uns beeinflussen können.

Victor Frankl, ein Psychiater, der über seine Erfahrungen in einem Nazi-Konzentrationslager schrieb, schrieb: «Der Mensch wird nicht durch Leiden zerstört, sondern durch sinnloses Leiden.» Einige Studien zeigen, dass spirituelle Überzeugungen Patient:innen helfen können, besser mit Krankheit und Schmerzen umzugehen. Die Ergebnisse eines Fragebogens zum Thema Schmerzen, der von der American Pain Society an Krankenhauspatient:innen verteilt wurde, zeigten, dass persönliche Gebete die am häufigsten verwendete nichtmedikamentöse Methode zur Schmerzbekämpfung waren: 76 % der Patient:innen nutzten sie.

Viele Patient:innen verlassen sich bei chronischen Erkrankungen auf Spiritualität / Religiosität als Bewältigungsstrategie, selbst in säkularen Gesellschaften. Die Arbeit von Lysne und Wachholtz (2010) zeigt, dass Spiritualität und Religion sich positiv auf die Schmerztoleranz, das psychische Wohlbefinden und die Lebenszufriedenheit auswirken und sogar zu einer geringeren Schmerzwahrnehmung führen können.

Insbesondere in westlichen Kulturen zögern Ärzt:innen oft, auf spirituelle Bedürfnisse einzugehen. Eine von Forschern der Universität Zürich durchgeführte Querschnittsstudie an mehreren Einrichtungen kam zu dem Ergebnis, dass eine Mehrheit (61,7 %) der Patient:innen mit chronischen Schmerzen in der Schweiz es für wichtig hielt, spirituelle Aspekte in ihrer Behandlung zu berücksichtigen. Die Patient:innen, die spirituelle Aspekte ansprechen wollten, verfügten auch über mehr spirituelle Ressourcen, wie z. B. ein erneutes Interesse an spirituellen Themen oder eine intensivere Suche nach einer spirituellen Quelle, um mit ihrer Krankheit umzugehen.

Durch die Einbeziehung dieser evidenzbasierten Praktiken in den Alltag können Menschen mit mehreren chronischen Erkrankungen daran arbeiten, sowohl ihre körperliche als auch ihre geistige Gesundheit zu verbessern. Es ist wichtig, sich vor Augen zu halten, dass die besten Methoden von Person zu Person variieren können und dass eine enge Zusammenarbeit mit Gesundheitsdienstleistenden zur Entwicklung eines personalisierten Behandlungsplans von entscheidender Bedeutung ist.

In einer Studie zur spirituellen Betreuung bei chronischen Schmerzen, die Teil des Nationalen Kompetenzzentrums für Forschung war, wurde deutlich, dass Patient:innen mit chronischen Schmerzen nicht nur über viele spirituelle Ressourcen verfügen, sondern dass mehr als die Hälfte von ihnen auch möchte, dass spirituelle Aspekte in ihrer Behandlung berücksichtigt werden.

Ein Freund und Experte zu diesem Thema, Pascal Mösli, beschreibt Spiritualität als «sich dem öffnen, was gerade geschieht, jeden Moment als Geschenk annehmen, als Gelegenheit, sich noch tiefer mit diesem großen Mysterium, das wir Leben nennen, auseinanderzusetzen».

Die Denkweise eines Champions: Lehren aus dem Spitzensport

Nachdem wir die theoretischen Grundlagen und praktischen Aspekte des Umgangs mit chronischen Krankheiten untersucht haben, wenden wir uns nun dem zu, was ich als das transformative Element betrachte: die Entwicklung einer Champion-Mentalität. Dieses Konzept stammt direkt aus der Welt des Spitzensports, wo mentale Belastbarkeit oft den Unterschied zwischen guten Athleten und wahren Champions ausmacht. Während therapeutische Bemühungen zur Bewältigung meiner verschiedenen Erkrankungen nach wie vor wichtig sind, ist es mir immer ein großes Anliegen, meinen Geist in Ruhe und so glücklich wie möglich zu halten.

Lewis Hamilton, Nicola Spirig, Marco Odermatt, Roger Federer und viele andere Spitzensportler greifen auf ihre Betreuer und Mentaltrainer zurück. Der Unterschied zwischen Spitzenathleten und Champions liegt nicht im Körper oder in der körperlichen Leistungsfähigkeit, sondern im Geist. Die Mentalität von Spitzenathleten ist nicht das Ergebnis von Talent und Begabung, sondern von Bewusstsein, Absicht und Training.

Chronische Schmerzen und Krankheiten stellen die Betroffenen vor beispiellose Herausforderungen. Um trotz dieser Umstände ein gutes Leben zu führen, bedarf es einer besonderen Denkweise. Es erfordert die Mentalität eines Leistungssportlers.

Elite-Sportler werden von Mental- und Leistungscoaches begleitet, um die für den Erfolg erforderliche Denkweise zu entwickeln. Daher müssen Gesundheitsdienstleistende über die reine Behandlung von Krankheiten hinausgehen und Patient:innen dabei unterstützen, Resilienz und eine gesunde Denkweise zu entwickeln.

Der Bereich der Sportpsychologie zeigt, wie Mentalcoaches eine entscheidende Rolle bei der Formung der Denkweise von Leistungssportlern spielen. Diese Coaches statten Sportler mit den Werkzeugen aus, um mit Druck umzugehen, Widrigkeiten zu überwinden und konzentriert zu bleiben. Mentalcoaching umfasst oft Techniken wie Zielsetzung, Visualisierung, Achtsamkeit und kognitive Umstrukturierung. Durch die Förderung einer resilienten und optimistischen Denkweise können Sportler konstant ihre beste Leistung erbringen und ihren Zielen treu bleiben.

Das Ohio Center for Sports Psychology hat ein umfassendes Modell zur Steigerung der Spitzenleistung entwickelt.

Obwohl jede der neun Fähigkeiten wichtig ist, wird ihre vorrangige Bedeutung in einer von drei Phasen deutlich: bei der langfristigen Entwicklung, bei der unmittelbaren Vorbereitung auf die Leistung und während der Leistung selbst. Die folgende Pyramide stellt die Beziehung der neun Fähigkeiten zueinander dar. Jede der höheren Ebenen umfasst die Fähigkeiten der vorhergehenden Ebenen und basiert auf diesen.

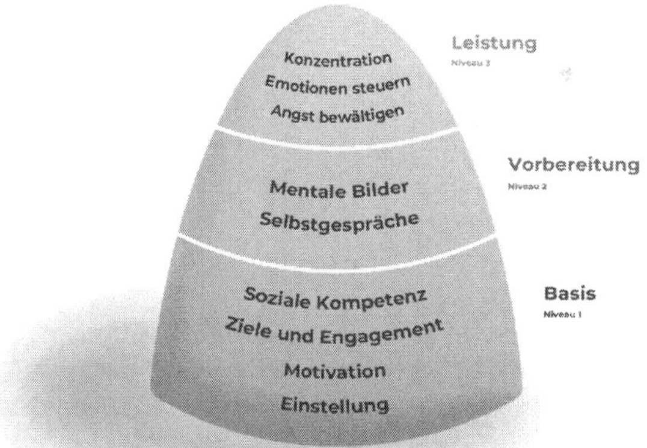

Illustration:
Sonja Demai, Ohio Center for Sports Psychology

- *Stufe I*: Diese mentalen Fähigkeiten bilden eine breite Grundlage für das Erreichen langfristiger Ziele, das Lernen und die Aufrechterhaltung des täglichen Trainings. Sie werden täglich über einen langen Zeitraum hinweg benötigt, oft über Monate und Jahre hinweg.
- *Stufe II:* Diese Fähigkeiten werden unmittelbar vor der Leistung eingesetzt, um sich auf das bestmögliche Ergebnis vorzubereiten. Sie können unmittelbar vor Beginn eines Wettkampfs oder vor einer bestimmten Leistung, wie beispielsweise beim Golf oder einem Freiwurf im Basketball, eingesetzt werden.
- *Stufe III:* Diese Fähigkeiten werden während der eigentlichen Leistung eingesetzt.

Anwendung des dreistufigen Ansatzes auf mein Leben

Inspiriert vom Pyramidenmodell des Ohio Center habe ich meinen eigenen dreistufigen Ansatz zum Umgang mit chronischen Erkrankungen entwickelt. Diese persönliche Anpassung zeigt, wie Prinzipien der Spitzensportpsychologie praktisch auf den Alltag mit chronischen Erkrankungen angewendet werden können.

Stufe I: Grundlagen schaffen

Persönliche Entwicklung ist ein Prozess, der eine sorgfältige Betrachtung verschiedener Aspekte des Lebens erfordert. Wie beim Bau eines Hauses beginnt man mit dem Legen eines soliden Fundaments. Diese grundlegende Stufe konzentriert sich auf wesentliche Elemente, die das allgemeine Wohlbefinden unterstützen.

Das Gesundheitsmanagement spielt eine entscheidende Rolle, einschließlich der sorgfältigen Behandlung von Krankheiten und einer energiereichen, genussvollen Ernährung. Die Priorisierung des Schlafs wird zu einem Leitprinzip, das die täglichen Entscheidungen beeinflusst. Selbst wenn körperliche Einschränkungen die Teilnahme an den meisten sportlichen Aktivitäten verhindern, bleibt Bewegung unerlässlich – denn selbst sanfte Bewegungen trotz Schmerzen sind besser als völlige Inaktivität. Ebenso wichtig auf dieser Grundstufe ist die Aufrechterhaltung sozialer Kontakte zu Freund:innen und Familie, insbesondere in schwierigen Zeiten.

Stufe II: Gezielte Entwicklung

Die mittlere Ebene baut auf dieser Grundlage auf und umfasst spezifischere Ziele und gezielte Verbesserungen. Dazu gehören die sorgfältige Verwaltung medizinischer Behandlungen, wie die Anpassung von Schmerzmitteln, und die Einbeziehung von Übungen mit geringer Intensität, um die körperliche Flexibilität zu erhalten. Das geistige Wohlbefinden wird durch spezielle Zeitfenster wie tägliche 15-minütige Meditationssitzungen gefördert.

Diese Stufe umfasst auch soziale und kulturelle Bestrebungen, wie beispielsweise die Planung eines Besuchs eines Jacob-Collier-Konzerts in Zürich – ein Ziel, das sowohl Finanzplanung als auch Energiemanagement erfordert. Auch spirituelles Wachstum findet hier seinen Platz, mit spezifischen Zielen wie der Vertiefung des buddhistischen Verständnisses durch das Studium von Tonglen-Praktiken.

Stufe III: Projekte für Spitzenleistungen

Auf der höchsten Stufe wird die Entwicklung projektorientierter und konzentriert sich auf regelmäßige Überprüfungen und die Verbesserung spezieller Fähigkeiten. Dazu gehören halbjährliche Bewertungen der Prioritäten und die Festlegung spezifischer persönlicher Projekte. Dazu können bedeutende Unternehmungen wie das Schreiben eines Buches oder die Entwicklung spezifischer Fähigkeiten wie die Verbesserung der Klavierkenntnisse oder der Sprachkenntnisse gehören. Diese Stufe stellt den Höhepunkt der persönlichen Entwicklungsbemühungen dar und baut auf dem starken Fundament und den Zwischenzielen auf, um ehrgeizigere persönliche Ziele zu erreichen.

Was mir im Umgang mit meinen Krankheiten am meisten hilft, ist das Bewusstsein, dass ich Einfluss darauf habe, wie ich darauf reagiere. Es liegt an mir, ob ich mit meinen Krankheiten arbeite oder gegen sie ankämpfe. Das Akzeptieren der guten und schlechten Tage gibt mir Kraft und hilft mir, damit umzugehen.

Ich glaube nicht, dass es einen ‹perfekten› Weg gibt, mit chronischen Schmerzen umzugehen. Ich habe immer noch Momente des Zweifels, in denen ich mich frage: «Warum ich?» In solchen Phasen helfen mir feste Routinen, Selbstfürsorge und der Austausch mit anderen in ähnlichen Situationen. Zu wissen, dass man nicht allein ist, kann unglaublich befreiend sein. Und vielleicht am wichtigsten: Ich habe gelernt, auf meinen Körper zu hören und aktiv Pausen in meinen Tagesablauf einzubauen.

Seraina Schoch

Quellen

Vollständige Bücher

- Ein Leitfaden für die Gesundheitsförderung in der Praxis http://www.sbccimplementationkits.org/demandrmnch/wp-content/uploads/2014/02/Theory-at-a-Glance-A-Guide-For-Health-Promotion-Practice.pdf

- Man's Search for Meaning von Frankl VE. New York: Simon and Schuster; 1984.

Schmerzzentrum

- Salutogenese https://www.schmerzzentrum.uk-erlangen.de/fileadmin/einrichtungen/schmerzzentrum/dateien/

National Library of Medicine (kostenlose Artikel)

- Teilnahme an Gottesdiensten, Interleukin-6 und andere biologische Parameter der Immunfunktion bei älteren Erwachsenen von Koenig HG, Cohen HJ, George LK, Hays JC, Larson DB, Blazer DG. Int J Psychiatry Med. 1997;27:233–250. doi: 10.2190/40NF-Q9Y2-0GG7-4WH6.

- Bewertung klinischer Ergebnisse: Patientenzufriedenheit mit der Schmerzbehandlung von McNeill JA, Sherwood GD, Starck PL, Thompson CJ. J Pain Symptom Manage. 1998;16:29–40. doi: 10.1016/s0885-3924(98)00034-7.

Frontiers in Psychiatry (kostenloser Artikel)

- Wünschen sich Patienten mit chronischen Schmerzen, dass spirituelle Aspekte in ihre medizinische Behandlung einbezogen werden? Eine Querschnittsstudie mehrerer Einrichtungen (verschiedene Autoren) https://www.frontiersin.org/journals/psychiatry/articles/10.3389/fpsyt.2021.685158/full

Journal of Pain and Symptom Management (kostenloser Artikel)

- Einbeziehung der spirituellen Dimension in die multimodale Schmerztherapie. Entwicklung und Validierung des Fragebogens zu spiritueller Belastung und Ressourcen (SDRQ) von Peng-Keller S, Moergeli H, Hasenfratz K, Naef R, Rettke H, Hefti R., Ljutow A., Rittmeyer I., Sprott H., Rufer M. J., Oktober 2021; 62(4):747–756. https://www.jpsmjournal.com/article/S0885-3924(21)00214-1/fulltext

British Psychology Society (kostenloser Artikel)

- Argumente für grundlegende menschliche Bedürfnisse im Coaching: Eine neurowissenschaftliche Perspektive – Die SCOAP-Coach-Theorie, Habermacher, Ghadiri, Peters, 2012. https://doi.org/10.53841/bpstcp.2014.10.1.7

Ohio Center for Sports Psychology (kostenloser Artikel)

- Die neun mentalen Fähigkeiten erfolgreicher Sportler von Jack J. Lesyk, Ph.D. https://www.sportpsych.org/nine-mental-skills-overview.

Mösli Pascal, Beratung und Projekte

- Spiritualität
  https://www.pascalmoesli.ch/arbeitsfelder/spiritualitaet#:~:text=Spiritualität% 20bedeutet%2C%20sich%20zu%20öffnen,Geheimnis%2C%20das%20wir%20Leben%20nennen

9 Jenseits der Angst

Die Befreiung durch die Auseinandersetzung mit der Sterblichkeit

Der Tod. Wir neigen dazu, nicht darüber nachzudenken, nicht darüber zu sprechen und keine Vorkehrungen dafür zu treffen. Für viele ist der Tod eine große Angst, ein Mysterium, etwas, das man so lange wie möglich ignorieren möchte.

Studien über Hospiz- und Palliativpfleger zeigen jedoch, dass regelmäßige Auseinandersetzung mit der Sterblichkeit zu einer tieferen Verbundenheit mit dem Leben führt. Diese Praxis, die manchmal als ‹Sterben üben› bezeichnet wird, beinhaltet das Erkennen der Vergänglichkeit des Lebens und das Akzeptieren der Gebrechlichkeit unseres Körpers und unserer Rollen. Anstatt den Tod als ein fernes Ereignis zu betrachten, wird er zu einer gegenwärtigen Realität, die dazu ermutigt, den Moment intensiver zu leben.

‹Memento mori› (lateinisch für «Bedenke, dass du sterben wirst») ist eine alte Praxis, über unsere Sterblichkeit nachzudenken, um uns zu helfen, besser zu leben. Dieses Konzept ist ein wiederkehrendes Thema in verschiedenen Kulturen, Zivilisationen und Religionen im Laufe der Menschheitsgeschichte. Tom Rath schreibt in ‹Life's Great Question›: «Eine Auswertung von 18 Studien legt nahe, dass die Aussicht auf den Tod zu einer größeren Wertschätzung des Lebens, einer schnelleren Formulierung von Werten, mehr Nachdenken über den Sinn des Lebens und stärkeren sozialen Bindungen führt.» Wie ich aus eigener Erfahrung gelernt habe, schafft man mehr Sinn in der Welt, wenn man bedenkt, wie kurz das Leben sein kann.

Im Jahr 2021 lebte der Mensch durchschnittlich 70 Jahre. Das sind etwa 3'640 Wochen. Kennen oder erinnern Sie sich an den Namen Ihrer Urgroßmutter? Die meisten Menschen bleiben ihrer unmittelbaren Familie für ein oder zwei Generationen (50–100 Jahre) in Erinnerung. Dies hängt von der Stärke der familiären Bindungen, dem Erzählen von Geschichten und der Aufbewahrung von Aufzeichnungen wie Fotos oder Tagebüchern ab. In der heutigen Zeit können digitale Spuren das persönliche Vermächtnis verlängern und es gewöhnlichen Menschen ermöglichen, auf unbestimmte Zeit ‹in Erinnerung zu bleiben›, aber die aktive Erinnerung lässt mit der Zeit oft nach.

Absichtlich oder unbewusst neigen wir dazu, die Wahrheit zu verdrängen, dass wir alle geboren werden und irgendwann sterben werden.

Der buddhistische Lehrer Thich Nhat Hanh (1994; 2012) hat dies wunderschön ausgedrückt:

«Wenn Sie leiden, dann nicht, weil die Dinge vergänglich sind. Es liegt daran, dass Sie glauben, die Dinge seien dauerhaft. Wenn eine Blume verwelkt, leiden Sie nicht besonders, weil Sie verstehen, dass Blumen vergänglich sind, aber Sie können die Vergänglichkeit Ihrer Geliebten nicht akzeptieren und leiden tief, wenn sie sterben.»

In diesem Kapitel geht es ebenso sehr um Liebe wie um den Tod. Es geht ebenso sehr um das Leben wie um den Tod. Was sind dann die Vorteile, wenn wir über unsere Sterblichkeit nachdenken?

«Es liegt in meiner Natur, alt zu werden,
es liegt in meiner Natur, krank zu werden.
Es liegt in meiner Natur, Menschen zu verlieren,
die ich liebe. Es liegt in meiner Natur, zu sterben.
Wie soll ich also leben?»

Steven Bachelor

Die Vorteile, über unsere Sterblichkeit nachzudenken

Über unsere eigene Sterblichkeit nachzudenken, kann unangenehm und beängstigend sein, aber es hat auch einige tiefgreifende Vorteile.

Wie oft denken Sie über Ihren Tod nach? Welche Emotionen und Gedanken löst das aus?

Wenn wir uns dem Unvermeidlichen stellen, werden wir uns bewusst, worauf wir Einfluss haben, und können einige der Fallstricke des Lebens umgehen, wie Konformität, Selbstzufriedenheit, Treibendsein, Angst, Materialismus und vieles mehr. Tony Robinson sagt:

"There's something coming for all of us.
It's called death. Rather than fearing it, it can become
one of our greatest counsellors. So, if this was the
last week of your life, what would you cherish most?
How would you live? How would you love?
What truth would you tell today?"

Klarheit und Zielstrebigkeit: Das Bewusstsein dafür, wie begrenzt die Dauer unseres Lebens ist, kann ein hilfreicher Ansporn sein, unsere Zeit, Ressourcen und Talente zielgerichtet einzusetzen. Ich war noch ein Teenager, als mir ein medizinisch kompetenter, aber emotional weniger begabter Rheumatologe beiläufig mitteilte, dass er meine Lebenserwartung auf weniger als vierzig Jahre schätzte und dass ich wahrscheinlich noch vor meinem dreißigsten Lebensjahr im Rollstuhl sitzen würde. Meine Reaktion darauf war, alle jugendlichen Zeitverschwendungen und Aufschübe aufzugeben und meine Zeit und Energie ernsthaft darauf zu verwenden, mir Ziele zu setzen und fleißig daran zu arbeiten, diese zu erreichen. Das war einerseits sehr gut und brachte mich auf einen guten Weg. Andererseits opferte ich einige der unbeschwertesten Jahre meiner Jugend – Jahre, die eigentlich der Leichtigkeit und dem Vergnügen gewidmet sein sollten.

Der Gedanke an den Tod macht uns, wie der Autor und Pädagoge Parker Palmer sagt, ‹unerbittlich realistisch›. Diese Klarheit und Konzentration kann wichtig sein, um ein zielgerichtetes Leben zu gestalten und zu leben.

Mut angesichts der Angst: Die oben erwähnte Perspektive der Sterblichkeit mit der damit einhergehenden Klarheit und Motivation kann unser Herz mit Mut erfüllen, uns unseren Ängsten zu stellen und sie daran zu hindern, unseren Fortschritt und unsere Entwicklung zu hemmen.

Dankbarkeit und Präsenz: Das Bewusstsein für die Unausweichlichkeit des Todes kann uns helfen, aus dem Trancezustand zu erwachen, in dem wir das Leben und all seine Schönheit als selbstverständlich betrachten. Das Leben ist zu kostbar, um in einem Zustand der Unzufriedenheit, Wut und Angst zu verharren. Diese Emotionen sind zwar ein wesentlicher Bestandteil des Menschseins, aber wir können uns dafür entscheiden, ihnen mit Mitgefühl, Dankbarkeit und Leichtigkeit zu begegnen, ohne Widerstand zu leisten.

Verbindung und Liebe: Der Psychologe und spirituelle Lehrer Ram Dass, Ph.D., (2018) schrieb: «Letztendlich begleiten wir uns alle nur gegenseitig nach Hause.» Die vielleicht größte Kontinuität ist die Liebe. Wenn Menschen sterben, kann die Liebe weiterleben – in Herzen, Gedanken und Taten; und vielleicht auch auf größere, geheimnisvollere Weise. Und es gibt Liebe – Liebe zueinander, Liebe zu denen, die wir verloren haben und noch verlieren werden, und die große Liebe, die uns alle miteinander verbindet.

Meine persönliche Reise, mich mit dem Tod anzufreunden

Ich dachte, ich wäre bereit, mich dem Tod zu stellen, aber das war ich nicht. Es ist 2 Uhr morgens und ich versuche, in Zimmer 425 des YMCA-Hotels in Jerusalem zu schlafen. Draußen feiern Menschen und die Luft, die durch das offene Fenster hereinströmt, ist frisch. Ich höre Sirenen und Vögel aus meinem winzigen, kalten, etwas schäbigen Zimmer.

Meine Kolleg:innen und ich sind auf einer Exkursion und Studienreise im Rahmen des Studiums ‹Konfliktanalyse und -transformation› der Universität Basel. Viele von uns studieren seit mehreren Jahren zusammen und beenden nun diesen spannenden Prozess mit dieser Reise nach Israel, bevor wir unseren MAS-Studiengang abschließen.

Dies ist mein erster Besuch in Israel und ich bin gespannt und dankbar, einen Einblick in das Leben in dieser komplexen Realität zu bekommen. Wir wollen beobachten, lernen, reflektieren und versuchen zu verstehen, wie die unterschiedlichen Perspektiven, Realitäten und Interessen so vieler Akteure miteinander interagieren, sich gegenseitig befruchten, widersprechen und aufeinanderprallen.

Ich hätte nicht gedacht, dass ich diese Reise machen könnte. Ständige innere Blutungen, Geschwüre und Übelkeit machen es mir schwer, zu essen und Nahrung bei mir zu behalten. Die chemische Behandlung, die ich seit mehr als einem Jahr bekomme, hat mich geschwächt und fordert ihren Tribut. Treppensteigen ist zu einer großen Herausforderung geworden. Schwindel und Doppelbilder beeinträchtigen mich und machen es mir schwer, mich sicher zu bewegen. Ich nehme täglich Morphium und andere Schmerzmittel, um die Schmerzen auf einem erträglichen Niveau zu halten.

Als ich mit dem verantwortlichen Professor, Ueli Mäder, über die Teilnahme an diesem Modul sprach, ermutigte er mich, daran teilzunehmen und so viel oder so wenig wie möglich zu tun und mich von der Gruppe unterstützen zu lassen, da er wusste, dass sie dazu bereit waren.

Nun überfluten seit vielen Stunden aggressive Schmerzen meinen Körper und zwingen mich, mich aus der laufenden Vorlesung zu entschuldigen und mich in mein Zimmer zurückzuziehen. Nach einem weiteren heftigen Schmerzstoß krieche ich über den schmutzigen Teppich zur Toilette und übergebe mich.

Das Nächste, woran ich mich erinnere, ist, dass ich mit dem Gesicht auf dem Boden in einer Blutlache aufwachte. Mir ist kalt und ich bin zu schwach, um auf den Beinen zu stehen, also krieche ich zurück ins Bett. Das ist nicht das erste Mal, dass ich in einem Hotel krieche – daher rührt meine tiefe Abneigung gegen Teppiche in Hotels! Als ich auf die Uhr schaue, stelle ich fest, dass ich ziemlich lange bewusstlos war.

Der Moment der Entscheidung

Ich werde nicht in einem miesen Hotel in Jerusalem auf einem stinkenden Teppichboden sterben! Das ist meine Entschlossenheit, während ich den Rest der Nacht raue und unerbittliche Schmerzen ertrage. So kann es nicht weitergehen. Ich bin an einem Punkt angelangt, an dem meine Strategie, mit meinen Schmerzen und meiner Krankheit zu leben, versagt. Wenn ich meine Lebenseinstellung nicht sofort ändere, werde ich sterben.

Der Moment in Jerusalem war ein Augenöffner, denn mir war nicht bewusst, wie unfrei ich war. Das Geschenk des Lebens war zu meinem Gefängnis geworden, weil es keine Alternative gab, die ich akzeptieren konnte.

Die Entscheidung zu lernen

Ich beschloss, die Ängste zu verstehen, die mich auf dem Badezimmerboden des YMCA-Hotels in Jerusalem gefangen hielten. Ich wollte ihnen nicht länger ausgeliefert sein. Die Entscheidung für das Leben sollte eine Wahl sein, keine Entscheidung aus Angst.

Ich entschied mich, einen Prozess zu entwickeln, aus den Erfahrungen anderer zu lernen, sozusagen mein Schwert zu schärfen, indem ich die Ergebnisse der Prozesse anderer analysierte, auf den Prozess vertraute und durch Ausprobieren lernte. Ich las viele Bücher und ließ mich von Philipp Simmons' Schrift ‹The Blessings of an Imperfect Life› inspirieren, in der er über seine letzten Monate vor seinem Tod durch ALS berichtet. Ich lernte die Sichtweisen auf den Tod von Thomas Wild kennen, einem Theologen, der als Palliativpfleger in einem Krankenhaus in Bern arbeitet. Texte aus dem Koran, der Bibel, Gedichte, Philosophie und Wissenschaft halfen mir, den Tod aus verschiedenen Blickwinkeln zu betrachten.

Ich habe mir ein Jahr Zeit gegeben. Ein Jahr, um mich auf einen guten Tod vorzubereiten. Als ich mich auf diese einjährige Reise begab, war mir sehr bewusst, dass das, was nach dem Leben kommt, die größte Veränderung ist, der wir Menschen jemals gegenüberstehen werden: der Übergang in das große Unbekannte, das entweder nichts, etwas oder alles sein könnte.

Es ist eine „supercalifragilisticexpialigetische" Art von Veränderung.

Reaktionen und Antworten

An diesem Punkt kommt jedes Gespräch, das ich derzeit führe, an einen Scheideweg, an dem die Reaktion entweder eine fragende, wertschätzende «Ich möchte das besser verstehen, bitte erläutern Sie das näher» oder eine moralistische ist, in der ich aufgefordert werde, meine Entscheidung zu verteidigen oder in Frage zu stellen. Glücklicherweise führen die meisten meiner Gespräche zum ersten Punkt, und meine Freund:innen und Kolleg:innen versuchen, mich zu verstehen, anstatt zu urteilen. Als Mark teile ich meine Entscheidung mit etwas zu vielen Menschen. Ich hätte es mir (und anderen) leichter machen können.

Die Suche nach Verständnis

Jean Ziegler sagt, der Tod sei ein wildes Tier, das nicht gezähmt werden kann. Ich habe mich nicht vorgenommen, das Tier zu zähmen, sondern es kennenzulernen. Das ist sowohl aufregend als auch beängstigend.

Ich wollte schon immer ein Friedensstifter sein. Der Wunsch, die Versöhnung zwischen zwei oder mehr Parteien zu erleichtern oder zu ermöglichen, die sich in einem Zustand der Spannung oder des Konflikts befinden, war in meinen Genen verankert. Ich träumte davon, ein Friedensstifter zu sein, und strebte danach, einer zu werden. Ich traf berufliche Entscheidungen und bereiste die Welt, um dies zu erreichen. Aber der schwierigste Bereich, in dem ich als Friedensstifter tätig sein musste, war mein eigenes Ich.

Die Erfahrungen, die ich gemacht habe, waren unglaublich, weil ich auf dieser Reise Menschen kennenlernen durfte und ihre Widerstandsfähigkeit, Kreativität und Liebe sehen konnte, mit der sie Widrigkeiten überwinden. Das schwierigste Friedensabkommen, das ich aushandeln musste, war das mit mir selbst. Die Bereitschaft zu sterben hat diesen Lernprozess intensiviert und ja, es hat mir geholfen. Meine Arbeitshypothese lautet: Die Einbeziehung des Todes in das Leben kann ein großartiger Katalysator für inneren Frieden sein – oder auch nicht?

Während er meine Texte redigiert, erwähnt Simon einen alten indischen Text, der dies gut beschreibt: Kim Karomi «Was soll ich tun?» als Geisteszustand. Du stehst am Rande eines Abgrunds, ein Tiger nähert sich von hinten … In diesem Moment, so heißt es, erreichen manche Menschen die Erleuchtung. Wenn es keinen Ausweg gibt.

Die Konfliktparteien in meinem Leben sind einerseits meine Ambitionen und Träume und andererseits die Krankheit und die Schmerzen. Die Werkzeuge zur Lebensentwicklung, die ich mir im Laufe der Jahre in formellen und informellen Persönlichkeitsentwicklungs-, Führungs- und Coaching-Trainings sowie in Kontemplation und Meditation angeeignet habe, waren von großem Wert und haben mir geholfen, meine inneren Konflikte zu bewältigen.

Wie man den Tod in das Leben integriert

Was braucht es, um so gut wie möglich auf den Tod vorbereitet zu sein?

«Es ist nicht so, dass ich Angst vor dem Tod habe.
Ich möchte nur nicht dabei sein, wenn es passiert.»

Allen Stewart Konigsberg

Den Tod zu akzeptieren bedeutet nicht Resignation oder Gleichgültigkeit, sondern vielmehr die tiefe Erkenntnis, dass der Tod ein wesentlicher Bestandteil des Menschseins ist.

Die Sprache des Todes

Ich gehe spazieren, suche die Stille und Ruhe auf und spüre und bemerke, was in mir nachhallt, wenn ich mich mit dem Tod auseinandersetze. Unsere Sprache, um das Leben, den Prozess des Lebens und die Schönheit und den Schmerz des Lebens zu beschreiben, ist reichhaltig und vielfältig. Im Gegensatz dazu ist unsere Sprache, um den Tod zu beschreiben, begrenzt. Ist der Tod ein ‹Es› oder ein ‹Er›, eine ‹Sie›? Ist der Tod ein Prozess, ein Ereignis oder ein Subjekt oder Substantiv? Wenn der Tod lediglich das Wort ist, das die Abwesenheit von Leben beschreibt, dann sollte ich mich mehr auf das ‹Nicht-Leben› konzentrieren. Nicht auf die derzeitige Art zu leben. Viele Bücher, die ich über den Tod gelesen habe, waren sehr abstrakt geschrieben. Wie ein Wissenschaftler, der in einem Hochhaus in Manila sitzt und über den Wald schreibt. Menschen, die tatsächlich im Wald leben, mögen die Relevanz dieser theoretischen Überlegungen anerkennen, aber ihnen würde der Geruch der Bäume, das feuchte Unterholz und das gelegentliche Zwitschern der Vögel fehlen. Der Tod lässt sich am besten verstehen und untersuchen, wenn man ihn in das eigene Leben integriert.
Ein Moment der Gnade

Eines Abends, als ich meditativ durch den Rosengarten in Bern spaziere, spüre ich eine Präsenz, die tröstlich und beruhigend ist und ein tiefes Gefühl der Zugehörigkeit und des Vertrauens hervorruft. Ich fühle mich sicher. In diesem Moment habe ich das Bild vor Augen, wie ich einen dünnen Faden halte, dem ich in die Dunkelheit, in den Tod und in ein Erwachen im

Licht folge. Das Gefühl, auf der anderen Seite erwartet zu werden, bleibt bestehen.

Ich bin bekannt, erwartet und erwünscht – ein beruhigender Gedanke, der mir Trost spendet. Was auch immer die Realität jenseits des Todes sein mag, es lohnt sich auf jeden Fall, an einem Glauben festzuhalten, der Freundlichkeit und Frieden im Leben fördert.

Kulturelle Perspektiven auf Tod und Trauer

Unsere Gesellschaft ist geschickt darin geworden, den Tod von allem Lebendigen zu trennen. Ich erinnere mich an die klagenden Gesänge der Huli-Frauen, die durch das Dauli Teachers College im südlichen Hochland von Papua-Neuguinea gingen, wo ich meine Kindheit verbrachte. Ihre Gesänge drückten gegenseitige Trauer aus. Als Kind war ich von diesem Ritual eingeschüchtert, aber ebenso beeindruckt von dem starken Gemeinschaftsgefühl und Zusammenhalt in Zeiten der Trauer.

Vor kurzem zeigte eine Schweizer Fernsehsendung die beliebte Moderatorin Mona Fetch, die drei Tage in einem Hospiz verbrachte. Ihre Begegnung mit dem Sterbeprozess und ihre Darstellung des Lebens in seiner letzten Phase lösten heftige Reaktionen in den sozialen Medien aus. Viele Zuschauer kritisierten die Sendung dafür, dass sie sie mit einem so schwierigen Thema konfrontierte. Auch wenn es unangenehm und herausfordernd sein mag, sich mit der Realität unserer Sterblichkeit auseinanderzusetzen, teile ich die Ansicht vieler Mitreisender und Experten, dass dies sehr wohltuend sein kann.

Fünf praktische Ansätze

Die Integration der Realität der Sterblichkeit in unser Leben kann zu mehr Klarheit, Sinnhaftigkeit und Frieden führen.

Fünf praktische Ansätze können diesen Prozess unterstützen:

1. Reflexion durch persönliche Betrachtung der Vergänglichkeit des Lebens.

2. Lesen von Literatur und Philosophien, die sich mit Tod und Sterben befassen.
3. Gezielter Rückzüge, die einen Raum bieten, um sich mit der Sterblichkeit auseinanderzusetzen und sie zu akzeptieren.
4. Vorbereitungen wie praktische Vorkehrungen und Überlegungen zu unserem Vermächtnis.
5. Gespräche mit anderen, um offene Dialoge zu fördern, die den Tod entmystifizieren und Verbindungen vertiefen.

Ich begrüße diese Praktiken, die unsere Beziehung zur Sterblichkeit verändern, unser Leben bereichern und zu einer höheren Lebensqualität führen können.

Vorbereitung auf den Übergang ins Unbekannte

Experten für Palliativmedizin betonen mehrere wichtige Aspekte, die für ein gutes Sterben notwendig sind. Wie möchten Sie sterben? Wie stellen Sie sich ein ‹gutes Sterben› vor?

Laut einer Studie von Stettler (Stettler et al. 2018) wünschen sich 70 % der Menschen in der Schweiz, zu Hause zu sterben. Unter den unheilbar Kranken sterben jedoch 79 % der Patient:innen in Krankenhäusern oder Pflegeheimen.

Wie beschreibt ein Mensch, was für ihn ein gutes Sterben ausmacht? Auf den ersten Blick scheint diese Frage eine rein persönliche Angelegenheit zu sein. Bei näherer Betrachtung zeigt sich jedoch, dass die Antworten je nach Perspektive und gesellschaftlichem Kontext sehr unterschiedlich ausfallen.

Die Rolle der Spiritualität

Ein Freund, der Experte für Palliativmedizin ist, sagte, dass bei Gesprächen mit unheilbar kranken Patient:innen über den Tod und das Sterben fast immer Fragen der Religion und Spiritualität aufkommen. Die Patient:innen denken viel über ihr Leben nach. Oft möchten sie ihre Erfahrungen auf der Erde oder mit Gott mit anderen teilen. Manchmal sieht man die Angst vor dem

Unbekannten. Wie wohl sie sich dabei fühlen, hängt davon ab, wie stark ihr Glaube ist oder wie ihre Beziehung zu ihrem höchsten Wesen ist.

Die Kontrolle abgeben

Für viele von uns, die mit einer chronischen Krankheit leben, ist das Abgeben der Kontrolle keine Wahl, sondern ein stiller, fortwährender Prozess. Wir haben erkannt – manchmal widerwillig, manchmal mit Anmut –, dass es weise ist, loszulassen. Der Tod in seiner ernsten Unausweichlichkeit konfrontiert uns nicht nur mit dem Unbekannten. Er legt die Konturen unserer Zerbrechlichkeit, die scharfen Kanten unserer Grenzen offen. Er erinnert uns immer wieder daran, dass unsere Stärke, unser Einfluss, unsere Macht über das Leben bestenfalls teilweise sind. Auf diese Weise wird der Tod zum unerschütterlichen Lehrer der Verletzlichkeit – dessen, was es bedeutet, Mensch zu sein und keine Kontrolle zu haben.

PROBIEREN SIE ES AUS: Beginnen Sie Ihre ‹Reise mit der Sterblichkeit›. Wenn Ihnen der Gedanke, über den Tod nachzudenken, zu überwältigend ist, beginnen Sie mit diesen sanften Ansätzen:

- *Wöchentliche Reflexion:* Nehmen Sie sich jede Woche 10 Minuten Zeit, um über einen Aspekt der Vergänglichkeit nachzudenken. Das kann sein, dass Sie beobachten, wie sich die Blumen in Ihrem Garten verändern, dass Sie darüber nachdenken, wie sich Beziehungen entwickelt haben, oder einfach nur, dass Sie sich bewusst machen, dass dieser bestimmte Tag nie wiederkommen wird.
- *Dankbarkeitsübung:* Identifizieren Sie jeden Abend drei Dinge, für die Sie dankbar sind und die Sie zuvor für selbstverständlich gehalten haben. Diese Übung hilft dabei, den Fokus von dem, was wir verlieren, auf das zu verlagern, was wir gerade erleben.

- *Werteklärung:* Fragen Sie sich: «Wenn ich noch sechs Monate zu leben hätte, was würde ich priorisieren?» Nutzen Sie dies nicht, um Panik zu erzeugen, sondern um Ihre aktuellen Entscheidungen sanft auf das auszurichten, was Ihnen wirklich wichtig ist.
- *Erinnerungen bewahren:* Beginnen Sie damit, bedeutungsvolle Momente festzuhalten – durch Fotos, Tagebucheinträge oder das Teilen von Geschichten mit Ihren Lieben. So erkennen Sie die Kostbarkeit der Zeit an und schaffen gleichzeitig dauerhafte Verbindungen.
- *Gesprächsstarter:* Wählen Sie eine Vertrauensperson aus, um behutsam Gespräche über die Sterblichkeit zu beginnen. Sie könnten damit beginnen, darüber zu sprechen, was Sie aus Verlusten gelernt haben, oder darüber, was Sie sich als Ihr Vermächtnis wünschen.
- *Denken Sie daran:* Das Ziel ist nicht, sich über Nacht mit dem Tod anzufreunden, sondern seine Realität in eine erfülltere, bewusstere Lebensweise zu integrieren.

Professionelle Perspektiven: Wenn die Sterblichkeit die Mission prägt

Meine Reise mit chronischer Krankheit und die Konfrontation mit der Sterblichkeit haben meine Herangehensweise an meine Arbeit in der Menschenrechtsbildung und Polizeiausbildung grundlegend verändert. Was als eine von Idealismus und Ehrgeiz getriebene Karriere begann, entwickelte sich zu etwas viel Dringlicherem und Sinnvollerem, als ich wirklich verstand, wie begrenzt meine Zeit ist, um etwas zu bewegen.

Wenn ich nun in Klassenzimmern voller Polizeibeamter stehe oder mit Gemeinschaften zusammenarbeite, die Gerechtigkeit suchen, bin ich mir zutiefst bewusst, dass jede Interaktion zählt – nicht nur, weil sie die Politik beeinflussen oder Meinungen ändern kann, sondern weil diese Momente unersetzliche Gelegenheiten darstellen. Die beiläufige Prognose des Arztes, dass ich weniger als vierzig Jahre zu leben hätte, nahm mir den Luxus, anzunehmen, ich könnte Ungerechtigkeiten immer ‹später› angehen oder ‹zum richtigen Zeitpunkt› für Veränderungen arbeiten.

Dieses Bewusstsein der Sterblichkeit führt nicht zu Verzweiflung, sondern zu Klarheit. Wenn man weiß, dass die eigene Zeit begrenzt ist, wird man außerordentlich wählerisch, wie man seine Energie einsetzt. Jeder Workshop, den ich konzipiere, jedes Gespräch, das ich mit einem Beamten über die Anwendung von Gewalt führe, jeder Moment, den ich damit verbringe, mich für jemanden einzusetzen, dessen Rechte verletzt wurden – all das gewinnt an Bedeutung, wenn man es durch die Linse der Vergänglichkeit betrachtet.

Im Klassenzimmer hat mich das Bewusstsein für die Sterblichkeit zu einem effektiveren Pädagogen gemacht, weil es mir den falschen Luxus genommen hat, zu glauben, ich hätte unbegrenzte Möglichkeiten, meine Schüler zu erreichen. Wenn ich Polizeibeamte in Deeskalationstechniken oder Prinzipien der Menschenwürde schule, bin ich mir sehr bewusst, dass diese bestimmte Gruppe von Beamten in diesem bestimmten Moment vielleicht die einzige Gelegenheit ist, die ich habe, um Einfluss darauf zu nehmen, wie sie mit schutzbedürftigen Mitgliedern der Gemeinschaft umgehen.

Diese Perspektive hat mich zu dem geführt, was ich als ‹wesentliches Lehren› bezeichne – mich unermüdlich auf die Kernprinzipien zu konzentrieren, die Leben retten und Würde bewahren können, anstatt mich in akademischen Theorien oder bürokratischen Verfahren zu verlieren. Wenn man sich der Sterblichkeit bewusst ist, konzentriert man sich intensiv auf das, was wirklich wichtig ist. In der Polizeiausbildung bedeutet dies, die grundlegende Erkenntnis zu betonen, dass jede Person, der sie begegnen, jemandes Kind, Elternteil oder geliebter Mensch ist – jemand, dessen Leben unabhängig von den Umständen einen inneren Wert hat.

Das Wissen, dass ich möglicherweise nicht Jahrzehnte Zeit habe, um meine Lehrmethoden zu perfektionieren, hat mich in meiner Herangehensweise tatsächlich mutiger gemacht. Ich bin eher bereit, schwierige Gespräche über Rassismus in der Polizeiarbeit zu führen, fordere Beamte direkter dazu auf, ihre eigenen Vorurteile zu hinterfragen, und bestehe stärker auf praktischen Anwendungen, die die Interaktion mit der Gemeinschaft sofort verbessern können. Das Bewusstsein für die Sterblichkeit hat mich gelehrt, dass schrittweise Veränderungen ein Luxus sind, den sich Gemeinschaften, die mit Polizeigewalt konfrontiert sind, nicht leisten können, und dass ich meine begrenzte Zeit als Pädagogin nutzen muss, um jetzt, und nicht irgendwann, Veränderungen voranzutreiben.

Die Arbeit im Bereich der Menschenrechte und die Konfrontation mit meiner eigenen Sterblichkeit haben mir sowohl die erdrückende Last als auch die befreiende Kraft der Advocacy-Arbeit vor Augen geführt. Einerseits macht das Wissen um meine begrenzte Zeit jede Ungerechtigkeit umso dringlicher. Wenn ich Familien sehe, die durch Einwanderungspolitik getrennt werden, oder Zeuge von Polizeibrutalität gegen marginalisierte Gemeinschaften werde oder beobachte, wie Bildungssysteme benachteiligte Schüler im Stich lassen, spüre ich den akuten Druck, dass ich möglicherweise keine Jahre oder Jahrzehnte mehr Zeit habe, um an diesen Problemen zu arbeiten.

Diese zeitliche Dringlichkeit hat mich strategischer bei der Auswahl der Kämpfe gemacht, die ich führen will. Ich habe gelernt, meine begrenzte Energie auf Interventionen zu konzentrieren, die die größte Wirkung erzielen können, anstatt mich auf zahlreiche Anliegen zu verteilen. Das Bewusstsein der Sterblichkeit zwingt einen, schwierige Fragen zu stellen: Wo kann ich mit meiner verbleibenden Zeit und Energie am meisten bewirken? Welche Ungerechtigkeiten kann ich aufgrund meiner besonderen Position angehen? Wie kann ich meinen Hintergrund in Bildung und Polizeiausbildung nutzen, um dauerhafte Veränderungen zu bewirken?

Doch dieses Bewusstsein hat mich auch zutiefst befreit. Wenn man weiß, dass die eigene Zeit begrenzt ist, hört man auf, sich Gedanken über Karriere, institutionelle Politik oder die Frage zu machen, ob es den beruflichen Aussichten schaden könnte, wenn man den Mächtigen die Wahrheit sagt. Das schlimmste Szenario – der Tod – steht ohnehin bevor. Was gibt es da noch zu befürchten? Diese Erkenntnis hat mich bereitwilliger gemacht, in meiner Advocacy-Arbeit Risiken einzugehen, systemische Ungerechtigkeiten direkter anzusprechen und mich mehr auf Ergebnisse als auf Prozesse zu konzentrieren.

Eine der überraschendsten Auswirkungen des Bewusstseins meiner Sterblichkeit auf meine berufliche Arbeit war, dass ich gelernt habe, zwei scheinbar widersprüchliche Wahrheiten gleichzeitig zu akzeptieren: mich intensiv um Ergebnisse zu kümmern und gleichzeitig zu akzeptieren, dass ich diese nicht kontrollieren kann. Dieses Paradox hat mich als Aktivistin und Pädagogin tatsächlich effektiver gemacht.

Wenn man weiß, dass die eigene Zeit begrenzt ist, muss man sich der Realität stellen, dass man Rassismus in der Polizeiarbeit nicht lösen, nicht alle Menschenrechtsverletzungen beseitigen und keine perfekte Gerechtigkeit schaffen kann, solange man lebt. Diese Erkenntnis könnte zu Verzweiflung oder Lähmung führen. Stattdessen hat sie mich gelehrt, mich auf den Prozess statt auf die Ergebnisse zu konzentrieren – meine Energie darauf zu verwenden, meine Arbeit gut zu machen, Samen zu säen, die andere pflegen werden, und darauf zu vertrauen, dass bedeutende Veränderungen oft über Generationen hinweg stattfinden und nicht innerhalb einer einzelnen Karriere.

Diese Perspektive hat mich geduldiger gegenüber langsamen institutionellen Veränderungen gemacht und gleichzeitig meine täglichen Handlungen dringlicher werden lassen. Ich habe aufgehört, auf perfekte Gelegenheiten oder ideale Bedingungen zu warten, um mich für Gerechtigkeit einzusetzen. Das Bewusstsein für die Sterblichkeit hat mich gelehrt, dass der richtige Zeitpunkt zum Handeln jetzt ist, aber der Zeitrahmen für Ergebnisse weit über mein individuelles Leben hinausgeht.

Vielleicht am grundlegendsten ist, dass die Auseinandersetzung mit der Sterblichkeit meine berufliche Arbeit mit dem erfüllt hat, was Dr. Martin Luther King Jr. als ‹die dringende

Notwendigkeit des Augenblicks› bezeichnet hat. Wenn man wirklich versteht, dass die eigene Zeit begrenzt ist, wird jeder Moment zu einer Gelegenheit, Gerechtigkeit voranzubringen, jede Interaktion zu einer Chance, Würde vorzuleben, und jeder Tag zu einem Geschenk, das man für etwas Größeres als sich selbst einsetzen kann.

Diese Dringlichkeit führt nicht zu hektischem Aktivismus, sondern zu fokussierter Absicht. Sie hat mich gelehrt, bei meiner Arbeit voll und ganz präsent zu sein – egal, ob ich mit einem Gemeindemitglied sitze, das Polizeigewalt erlebt hat, vor einer Klasse von Polizisten stehe und über Vorurteile und Würde diskutiere oder mit Kolleg:innen daran arbeite, effektivere Schulungsprogramme zu entwickeln. Das Bewusstsein für die Sterblichkeit hat mir klar gemacht, dass dieser Moment, dieses Gespräch, diese Gelegenheit, Einfluss darauf zu nehmen, wie andere Menschen mit schutzbedürftigen Menschen umgehen, vielleicht die wichtigste Arbeit ist, die ich je leisten werde.

Die Schnittstelle zwischen dem Bewusstsein für die Sterblichkeit und dem beruflichen Ziel hat mich letztendlich gelehrt, dass es bei einer sinnvollen Arbeit nicht darum geht, perfekte Gerechtigkeit zu erreichen oder alles Leid zu beseitigen – es geht darum, unsere begrenzte Zeit und Energie zu nutzen, um den Bogen des moralischen Universums, wenn auch nur geringfügig, in Richtung Gerechtigkeit zu neigen. Wenn wir die Vergänglichkeit unserer Handlungsfähigkeit vollständig begreifen, wird jede Anstrengung zum Schutz der Menschenwürde heilig und jede Gelegenheit, Mitgefühl zu lehren, dringlich.

Letztendlich mindert das Bewusstsein für die Sterblichkeit nicht den beruflichen Zweck – es reinigt ihn, indem es alles entfernt, was nicht der übergeordneten Mission dient, eine gerechtere und humanere Welt für diejenigen zu schaffen, die nach unserem Tod zurückbleiben werden.

Jenseits der persönlichen Sterblichkeit: Wenn Gemeinschaften, Nationen und Zivilisationen ihrem eigenen Tod gegenüberstehen

Während wir Sterblichkeit oft als individuelle Erfahrung betrachten, reicht die Realität der Vergänglichkeit weit über unser persönliches Leben hinaus. Gemeinschaften lösen sich auf, Institutionen zerfallen, Nationen gehen unter und sogar Zivilisationen verschwinden in der Geschichte. Das Verständnis der kollektiven Sterblichkeit – des Todes der Gruppen, Anliegen und Systeme, denen wir angehören – kann unsere persönliche Beziehung zu unserer eigenen endlichen Existenz tiefgreifend vertiefen.

Die Sterblichkeit von allem, was wir aufbauen

Jede Organisation, mit der ich zusammengearbeitet habe, jede Bewegung, die ich unterstützt habe, jede Institution, die meine Ausbildung und Karriere geprägt hat, wird eines Tages nicht mehr existieren. Die Universität, an der ich Konflikttransformation studiert habe, die NGOs, bei denen ich ehrenamtlich tätig war, die Polizeiakademien, an denen ich unterrichtet habe – all das sind vorübergehende Konstrukte in der unendlichen Weite der Zeit. Selbst die Sprachen, die wir sprechen, die Kulturen, die wir erben, und die Nationen, die wir unsere Heimat nennen, haben eine Lebensdauer, die in Jahrhunderten oder Jahrtausenden gemessen wird, nicht in Ewigkeiten.

Diese Erkenntnis war zunächst niederschmetternd. Wenn alles, was wir aufbauen, irgendwann zerfällt, was ist dann der Sinn unserer Bemühungen? Aber das Nachdenken über dieses Unbehagen offenbarte etwas Unerwartetes: Die Vergänglichkeit unserer kollektiven Bemühungen mindert nicht ihre Bedeutung – sie verstärkt sie.

Die Sterblichkeit der Umwelt als Spiegel

Das Leben im Klimawandel ist vielleicht das deutlichste Beispiel für das kollektive Bewusstsein der Sterblichkeit in unserer Zeit. Wir sind Zeugen – und Teilhaber – des möglichen Todes von Ökosystemen, Arten und potenziell bewohnbaren Bedingungen auf der Erde. Diese planetarische Sterblichkeitskrise spiegelt die persönliche Sterblichkeit auf tiefgreifende Weise wider.

So wie mich eine unheilbare Krankheit dazu zwang, mich mit dem auseinanderzusetzen, was in meiner verbleibenden Zeit wirklich wichtig war, zwingt die Umweltkrise die Menschheit dazu, zu prüfen, was wir in unserer verbleibenden gemeinsamen Zeit am meisten schätzen.

Das Vermächtnis im Kontext kollektiver Vergänglichkeit

Das Verständnis der kollektiven Sterblichkeit verändert unsere Sichtweise auf das persönliche Vermächtnis. Wenn die Institutionen, die wir aufbauen, und die Bewegungen, denen wir uns anschließen, selbst nur vorübergehend sind, welche Art von Vermächtnis bleibt dann wirklich bestehen?

Die Antwort scheint nicht in dauerhaften Strukturen zu liegen, sondern in Einflussmustern, die sich über Generationen und Kulturen hinweg ausbreiten. Ideen, Werte und Lebensweisen, die von Mensch zu Mensch und von Gemeinschaft zu Gemeinschaft weitergegeben werden, überdauern oft die spezifischen Organisationen oder Nationen, aus denen sie stammen.

Die Menschenrechtsprinzipien, die ich zu verkörpern und zu lehren versucht habe, werden nicht überleben, weil ein bestimmtes Ausbildungsprogramm für immer fortbesteht, sondern weil einzelne Beamte, Student:innen und Kolleg:innen diese Prinzipien in neue Kontexte, Beziehungen und Herausforderungen übertragen. Die Samen der Transformation verbreiten sich weit über den ursprünglichen Garten hinaus.

Der Trost der kosmischen Vergänglichkeit

Es mag überraschend sein, aber die Erkenntnis, dass alles – von unserem persönlichen Leben bis hin zu unseren Zivilisationen – vergänglich ist, kann zutiefst tröstlich sein. Sie ordnet unsere individuelle Sterblichkeit in ein größeres Muster der Erneuerung und Veränderung ein, das seit Milliarden von Jahren besteht. Wir sind nicht in einzigartiger Weise von Vergänglichkeit betroffen, sondern Teil des grundlegenden Rhythmus der Existenz selbst.

Unser Tod ist, ebenso wie der Tod der Gemeinschaften und Kulturen, denen wir angehören, keine Unterbrechung der natürlichen Ordnung, sondern Ausdruck derselben. In dieser kosmischen Sichtweise wird Sterblichkeit weniger zu einer Tragödie als vielmehr zu einem Übergang – Teil eines fortwährenden Tanzes aus Entstehen und Vergehen, der Raum für neue Formen des Lebens, der Bedeutung und der Schönheit schafft.

Die Rolle der Hoffnung im Umgang mit der Sterblichkeit

Hoffnung und Akzeptanz der Sterblichkeit mögen widersprüchlich erscheinen – wie können wir uns gleichzeitig auf den Tod vorbereiten und gleichzeitig die Hoffnung auf Heilung, Genesung oder mehr Zeit bewahren? Doch diejenigen, die mit einer unheilbaren Krankheit oder chronischen Beschwerden leben, entdecken oft, dass Hoffnung und das Bewusstsein für die Sterblichkeit sich nicht gegenseitig aufheben, sondern eine tiefe Spannung erzeugen, die beide Erfahrungen vertiefen kann.

Hoffnung als Entwicklung, nicht als Verleugnung

Auf meinem Weg mit chronischer Krankheit habe ich gelernt, dass sich Hoffnung weiterentwickelt. Anfangs konzentrierte sich meine Hoffnung ganz auf die Heilung – darauf, zu meinem früheren Leben zurückzukehren, auf medizinische Durchbrüche, darauf, den Ärzten das Gegenteil zu beweisen. Diese Hoffnung hat mich durch schwierige Behandlungen und dunkle Nächte getragen. Aber als sich mein Zustand verschlechterte, verwandelte sich die Hoffnung, ohne zu verschwinden.

Bei der Hoffnung ging es weniger um Ergebnisse als vielmehr um Präsenz. Hoffnung auf bedeutungsvolle Gespräche mit geliebten Menschen. Hoffnung auf Momente des Friedens zwischen den Wellen des Schmerzes. Hoffnung auf die Kraft, jeden Tag mit Würde zu meistern. Hoffnung, dass meine Erfahrung anderen, die einen ähnlichen Weg gehen, irgendwie helfen könnte.

Das Paradoxon gleichzeitiger Realitäten

Das Leben mit einer Krankheit lehrt uns, mehrere Wahrheiten gleichzeitig zu akzeptieren: Wir können auf Heilung hoffen und uns gleichzeitig auf den Tod vorbereiten, für morgen planen und gleichzeitig akzeptieren, dass wir es vielleicht nicht erleben werden, um unser Leben kämpfen und gleichzeitig die Kontrolle über seine Länge abgeben. Das ist kein Widerspruch – es ist das gesamte Spektrum menschlicher Reaktionen auf Unsicherheit.

Wie ein Palliativpatient sagte: «Ich hoffe auf ein Wunder, aber ich warte nicht darauf, um heute ein erfülltes Leben zu führen.»

Hoffnung als aktives Engagement

Angesichts der Sterblichkeit wird Hoffnung weniger zu passivem Warten und mehr zu aktivem Engagement für die verbleibenden Möglichkeiten des Lebens. Hoffnung treibt uns an, Beziehungen zu reparieren, Liebe auszudrücken, Sinn zu schaffen und zu etwas beizutragen, das größer ist als wir selbst. Sie wandelt sich von der ‹Hoffnung, dass die Dinge anders werden› zur ‹Hoffnung, das Beste aus dem zu machen, was ist›.

Diese weiterentwickelte Hoffnung ignoriert die Realität nicht; sie arbeitet innerhalb der Grenzen der Realität, um Sinn, Schönheit und Verbundenheit zu finden. Sie fragt nicht: «Werde ich das überwinden?», sondern: «Wie kann ich damit ein erfülltes Leben führen?»

Die Gefahr falscher Hoffnung – und ihre Notwendigkeit

Mediziner:innen machen sich oft Sorgen, dass sie Patient:innen ‹falsche Hoffnung› machen könnten, doch Hoffnung an sich – selbst, wenn sie nicht mit der medizinischen Prognose übereinstimmt – kann heilend wirken. Hoffnung verringert Ängste, stärkt Beziehungen und motiviert zur Teilnahme an der Behandlung und zum Leben. Die Frage ist nicht, ob Hoffnung ‹realistisch› ist, sondern ob sie Würde, Verbundenheit und Sinnstiftung fördert.

Der Schlüssel liegt darin, Hoffnung sich mit den sich ändernden Umständen weiterentwickeln zu lassen, sodass sie ihren Fokus verlagern kann, ohne vollständig zu verschwinden.

Hoffnung als Brücke zum Geheimnis

Vielleicht am wichtigsten ist, dass Hoffnung als Brücke zwischen dem Bekannten und dem Unbekannten dient. Während wir uns auf das ultimative Geheimnis des Todes vorbereiten, ermöglicht uns die Hoffnung, dem Übergang mit Neugier, statt nur mit Angst zu begegnen. Hoffnung, dass der Tod friedlich sein könnte. Hoffnung, dass Liebe über die physische Existenz hinausgeht. Hoffnung, dass unser Leben von Bedeutung war.

Diese Hoffnung erfordert keine bestimmten religiösen Überzeugungen – sie erkennt einfach an, dass Geheimnisse nicht unbedingt eine Bedrohung sind, dass das Unbekannte sowohl Schönheit als auch Enden bereithalten kann.

Eine kosmische Perspektive: Sternenstaub und der ultimative Kontext

Am Ende dieser Erkundung von Leiden, Krankheit und Sterblichkeit verspüre ich den Drang, einen Schritt zurückzutreten – weit zurückzutreten –, um den riesigen kosmischen Kontext zu betrachten, in dem sich unsere menschliche Erfahrung entfaltet. Die neuesten Entdeckungen in der Astrophysik bieten eine Perspektive, die nicht nur unser Verständnis von unserem Platz im Universum verändert, sondern auch unsere Beziehung zu unserem Schmerz, unserer Vergänglichkeit und unseren tiefsten Kämpfen.

Die unvorstellbare Größe von allem

Das beobachtbare Universum erstreckt sich über etwa 94 Milliarden Lichtjahre und enthält allein in unserer Galaxie schätzungsweise 100 bis 400 Milliarden Sterne, bei insgesamt 100 bis 200 Milliarden Galaxien. Um diese Größenordnung zu begreifen: Wenn die Erde die Größe eines Sandkorns hätte, würde unser Sonnensystem mehrere Fußballfelder umfassen, unsere

Galaxie würde die gesamten Vereinigten Staaten bedecken und das beobachtbare Universum wäre größer als die Erde selbst.

Doch selbst diese unvorstellbare Weite repräsentiert nur das, was wir beobachten können. Das gesamte Universum könnte unendlich sein und keine räumlichen Grenzen haben, weit über die 94 Milliarden Lichtjahre des beobachtbaren Universums hinaus. Jüngste Forschungen mit dem James-Webb-Weltraumteleskop erweitern weiterhin die Grenzen dessen, was wir sehen können, und bestätigen Messungen, dass sich das Universum heute schneller ausdehnt als in seinen Anfängen – ein Rätsel, das unser Verständnis der kosmischen Evolution weiterhin herausfordert.

Als ich in diesem Hotelzimmer in Jerusalem lag, von Schmerzen geplagt und mit meiner Sterblichkeit konfrontiert, hätte ich mir nicht vorstellen können, dass meine Atome – vor Milliarden von Jahren in stellaren Öfen geschmiedet – Teil einer kosmischen Geschichte von solch atemberaubender Größe sind.

Wir bestehen buchstäblich aus uraltem Sternenlicht

Der Ausdruck ‹wir sind Sternenstaub› ist über eine poetische Metapher hinaus zu einer wissenschaftlichen Tatsache geworden. Jüngste Untersuchungen von 150'000 Sternen bestätigen, dass Menschen und ihre Galaxie zu etwa 97 Prozent aus denselben Atomen bestehen, wobei die Elemente des Lebens in Richtung des Zentrums der Galaxie häufiger vorkommen.

Nahezu jedes Element im menschlichen Körper – vom Kohlenstoff in unserer DNA über das Kalzium in unseren Knochen und das Eisen in unserem Blut bis hin zum Sauerstoff in unseren Lungen – wurde in den Kernöfen der Sterne über Milliarden von Jahren und mehrere Sternlebenszeiten hinweg geschmiedet. Dieser Prozess, der als stellare Nukleosynthese bezeichnet wird, findet statt, wenn Sterne unter extremen Temperaturen und Drücken leichtere Elemente zu schwereren verschmelzen.

Wenn massive Sterne ihren Brennstoff verbraucht haben, explodieren sie als Supernovae und verstreuen diese neu entstandenen Elemente im Weltraum. Die dramatischste Elemententstehung findet in diesen letzten Augenblicken statt – Elemente, die schwerer als Eisen sind, können nur während Supernova-Explosionen oder bei der Kollision von Neutronensternen entstehen. Wenn zwei Neutronensterne verschmelzen, überschütten sie den Kosmos mit Elementen wie Silber, Gold, Jod, Uran und Plutonium.

Die Atome, aus denen sich vor 4,6 Milliarden Jahren die Erde bildete, waren einst Teil von Sternen, die vor der Entstehung der Erde lebten und starben und dabei möglicherweise mehrere Supernovae durchliefen. Etwa 86 Prozent unserer Masse besteht aus ‹Sternenstaub›, und die Kohlenstoffatome, die wir in uns tragen, sind meist viele Milliarden Jahre alt.

Denken Sie einmal darüber nach: Das Kalzium, das meine Knochen während meiner Krankheit stärkt, das Eisen, das Sauerstoff durch meinen Blutkreislauf transportiert, der Kohlenstoff, der das Rückgrat meiner DNA bildet – all dies entstand in den letzten Augenblicken massereicher Sterne, wurde durch die Galaxie geschleudert und schließlich in Planeten, Leben und schließlich in mich integriert.

Der kosmische Kontext des Leidens

Diese kosmische Perspektive mindert das Leiden nicht – sie verwandelt es. Mein Schmerz in Jerusalem war real, dringlich und verlangte Aufmerksamkeit. Aber es war auch die Erfahrung von Sternenstaub, der sich zu Bewusstsein, zu der Fähigkeit zu fühlen, zu lieben und über seine eigene Existenz nachzudenken, organisiert hatte.

Die Elemente, die meine Krankheit erlebten, waren Milliarden von Jahren gereist, um an diesem Moment des Bewusstseins teilzuhaben. Der Kohlenstoff in meinen Nervenbahnen, der meine Angst miterlebte und mir half, mich für Mut zu entscheiden, befand sich einst im Herzen eines massereichen Sterns. Das Kalzium in meinen Knochen, das mich stützte, als ich über den Teppich des Hotels kroch, wurde in einer Supernova-Explosion geschmiedet, die stattfand, bevor unser Sonnensystem existierte.

Aus kosmischer Sicht stellt mein Leiden – das Leiden aller Menschen – etwas Außergewöhnliches dar: Materie, die sich so weit entwickelt hat, dass sie Schmerz, aber auch Liebe, Staunen und Transzendenz empfinden kann. Wir sind das Universum, das sich seiner selbst bewusst wird und sowohl Qualen als auch Ekstase erlebt.

Sterblichkeit in der Tiefenzeit

Jüngste Forschungen zur Kartierung gravitativer ‹Anziehungsbecken› im lokalen Universum zeigen, dass unsere Milchstraße höchstwahrscheinlich innerhalb des größeren Shapley-Beckens liegt, das Teil kosmischer Strukturen ist, die sich über Hunderte von Millionen Lichtjahren erstrecken. Diese kosmischen Strömungen und großräumigen Strukturen prägen seit Milliarden von Jahren die Bewegung der Galaxien.

Wenn ich über meinen nahenden Tod in diesem kosmischen Rahmen nachdenke, nimmt er eine andere Dimension an. Meine Atome werden nicht verschwinden – sie werden ihre kosmische Reise fortsetzen und vielleicht Teil neuer Sterne, neuer Planeten, neuer Lebensformen werden. Die Elemente, die sich kurzzeitig zu meinem Bewusstsein organisiert haben, werden sich auf eine Weise zerstreuen und neu kombinieren, die ich mir nicht vorstellen kann.

Aktuelle Forschungen zur außerirdischen Chemie deuten darauf hin, dass kosmische Strahlung in Eispartikeln im Weltraum niederenergetische Elektronen erzeugt, die möglicherweise präbiotische Moleküle bilden – die Keime des Lebens. Leben könnte im Universum weitaus häufiger vorkommen, als wir angenommen haben. Der Prozess, der zu meiner Existenz – und meinem gegenwärtigen Leiden – geführt hat, könnte im gesamten Kosmos stattfinden.

Die heilende Kraft der kosmischen Perspektive

Dieser astronomische Kontext bietet eine einzigartige Form der Heilung für diejenigen, die sich mit Sterblichkeit und Sinn auseinandersetzen. Er legt nahe, dass unser Leiden kosmisch bedeutsam ist: Wir sind keine Zufälle in einem gleichgültigen Universum, sondern vielmehr der Kosmos, der sich so weit entwickelt hat, dass er sowohl Schmerz als auch Schönheit erfahren kann. Jeder Moment bewusster Erfahrung – einschließlich unserer tiefsten Kämpfe – repräsentiert Milliarden von Jahren kosmischer Evolution, die in Bewusstsein gipfelt.

Der Tod ist eine Transformation, kein Ende: Die ständige Verarbeitung von Elementen im Universum wird als galaktische chemische Evolution bezeichnet. Jedes Element kann auf unterschiedliche Weise kombiniert werden, um Verbindungen, Mineralien, Asteroiden, Planeten, Wasser und letztendlich Leben zu bilden. Was wir als Tod bezeichnen, ist einfach unsere Teilnahme an diesem fortwährenden kosmischen Recycling, bei dem nichts wirklich verloren geht, sondern nur transformiert wird.

Wir sind mit allem verbunden: Die Grenze zwischen ‹Selbst› und ‹Universum› löst sich auf, wenn wir erkennen, dass wir buchstäblich aus Sternen bestehen. Die Trennung, die Leiden oft mit sich bringt – das Gefühl, in unserem Schmerz isoliert zu sein – entpuppt sich als Illusion. Wir sind enge Teilnehmer an der größten Geschichte, die je erzählt wurde.

Die Zeit selbst hat verschiedene Bedeutungen: Vor dem Hintergrund der kosmischen Zeit, in der Galaxien entstehen und vergehen, in der Sterne Millionen oder Milliarden von Jahren leben, stellen unsere menschlichen Lebensspannen – so kurz sie auch sein mögen – kostbare Momente dar, in denen das Universum Selbstbewusstsein erlangt. Unser Leiden ist gerade deshalb von Bedeutung, weil es in diesem riesigen Kontext stattfindet, und nicht trotz dieses Kontextes.

Als bewusster Sternenstaub leben

Wie sollen wir nun leben, da wir wissen, was wir wissen? Wie integrieren wir die Realität, bewusster Sternenstaub zu sein, in unsere täglichen Erfahrungen mit Schmerz, Krankheit und Sterblichkeit?

Vielleicht beginnt es damit, dass wir uns daran erinnern, dass jeder Atemzug, den wir nehmen, Atome enthält, die unvorstellbare Entfernungen zurückgelegt haben, um jetzt hier zu sein. Der Sauerstoff, der unsere Lungen füllt, befand sich einst im Herzen eines massiven Sterns. Das Wasser, das unsere Zellen mit Feuchtigkeit versorgt, zirkuliert seit Milliarden von Jahren durch kosmische Zyklen.

Wenn uns der Schmerz überwältigt, können wir uns daran erinnern, dass wir das Universum sind, das sich selbst subjektiv erlebt – dass Leiden selbst eine Form des kosmischen Bewusstseins ist. Wenn uns die Angst vor dem Tod erfasst, können wir uns daran erinnern, dass die Atome, aus denen unser Körper besteht, so alt sind wie die Galaxie selbst und ihre Reise noch lange nach dem Zerfall unserer gegenwärtigen Organisation fortsetzen werden.

Diese Perspektive macht das Leiden nicht leichter, aber sie macht es auf eine Weise sinnvoll, die über die individuelle Existenz hinausgeht. Wir sind nicht nur biologische Organismen, die gegen die Entropie ankämpfen – wir sind vorübergehende Anordnungen uralten Sternenlichts, die für kurze Zeit zu Liebe, Staunen und bewussten Entscheidungen fähig sind.

Kurze Symphonien, gespielt von Atomen

Während ich diese letzten Worte schreibe, bin ich mir sehr bewusst, dass der Kohlenstoff in der Tinte, das Kalzium in meinen Knochen, das Eisen in meinem Blut und der Sauerstoff in meinem Atem alle an diesem Moment des Ausdrucks beteiligt sind. Elemente, die vor Milliarden von Jahren im Feuer der Sterne entstanden sind, haben sich zu der Fähigkeit organisiert, über die Sterblichkeit nachzudenken, einen Sinn im Leiden zu finden und diese Gedanken anderen anzubieten, die ähnliche Wege gehen.

Carl Sagan schrieb, dass wir ein Weg für den Kosmos sind, sich selbst zu erkennen. Wenn das stimmt, dann stellen unsere Kämpfe mit Krankheit, unsere Konfrontation mit der Sterblichkeit, unsere Suche nach Sinn angesichts der Vergänglichkeit – all das stellt das Universum dar, das sich in der tiefstmöglichen Form der Selbstprüfung befindet.

Die neuesten Entdeckungen in der Astrophysik bestätigen, was Mystiker und Dichter seit langem intuitiv erkannt haben: Wir sind nicht vom Kosmos getrennt, sondern ein intimer Ausdruck davon. Unser Schmerz ist kosmischer Schmerz, unsere Heilung ist kosmische Heilung, unsere Liebe ist die Liebe des Universums zu sich selbst.

Letztendlich ist die tiefgründigste Lehre über die Sterblichkeit vielleicht diese: Wir sind vorübergehende Anordnungen ewiger Materie, kurze Symphonien, gespielt von Atomen, die so alt sind wie die Zeit selbst. Wenn unsere individuellen Lieder enden, geht die Musik weiter – in anderen Sternen, anderen Planeten, anderen Formen des Bewusstseins, die wir uns noch nicht vorstellen können.

Wir kamen aus Sternenstaub, und zu Sternenstaub werden wir zurückkehren. Aber dazwischen wurde uns das außergewöhnliche Privileg gewährt, das Universum zu sein, das über seine eigene Schönheit nachdenkt, sich mit seinen eigenen Geheimnissen auseinandersetzt und sich selbst durch unzählige Formen des Seins liebt.

Dieses Hotelzimmer in Jerusalem, dieser Moment, in dem ich mit meiner Sterblichkeit konfrontiert wurde – es war Sternenstaub, der über Sternenstaub nachdachte, der Kosmos, der sowohl Leiden als auch Transzendenz durch die vorübergehende Anordnung von Atomen erlebte, die sich ‹ich› nennt. In dieser Erkenntnis liegt nicht die Flucht aus der menschlichen Existenz, sondern ihre ultimative Würde und Bedeutung.

Die Sterne, die uns erschaffen haben, leuchten noch immer über uns. Der kosmische Tanz, der uns erschaffen hat, geht weiter. Und für diesen kurzen, kostbaren Moment dürfen wir bewusst an der größten Geschichte teilnehmen, die je erzählt wurde – nicht als Beobachter, sondern als integrale Charaktere auf der fortwährenden Reise des Universums, sich selbst zu verstehen.

Weiterführende Literatur

- Das Lebensende der Schweiz https://palliativebern.ch/fileadmin/user_upload/publikationen/broschueren/de/Das_Lebensende_in_der_Schweiz.pdf (Zuletzt aufgerufen: 16.10.2025)
- Dienstags bei Morrie: Ein alter Mann, ein junger Mann und die wichtigste Lektion des Lebens, Mitch Albom
- Meditationen, Marcus Aurelius
- Viertausend Wochen: Zeitmanagement für Sterbliche, Oliver Burkeman
- Wie werden Sie Ihr Leben messen?, Clayton Christensen
- Am Rande von allem: Gnade, Schwerkraft und das Älterwerden, Parker Palmer
- Die fünf größten Bedauern der Sterbenden: Ein Leben, das durch die Toten verändert wurde, Bronnie Ware

Referenzen

1. National Library of Medicine: https://pmc.ncbi.nlm.nih.gov/articles/PMC3033923/
2. Auswirkungen von Tod und Sterben auf das persönliche Leben und die Praxis von Fachkräften in der Palliativ- und Hospizpflege, von Shane Sinclair
3. Vorbereitung auf das Lebensende, Steinhauser, Karen E. et al., Journal of Pain and Symptom Management, Band 22, Ausgabe 3, 727–737
4. Allen Stewart Konigsberg, 1935, Without Feathers, «Death (A Play)», 1976

WEITERE PRODUKTE AUS DEM VERLAG MOSAICSTONES

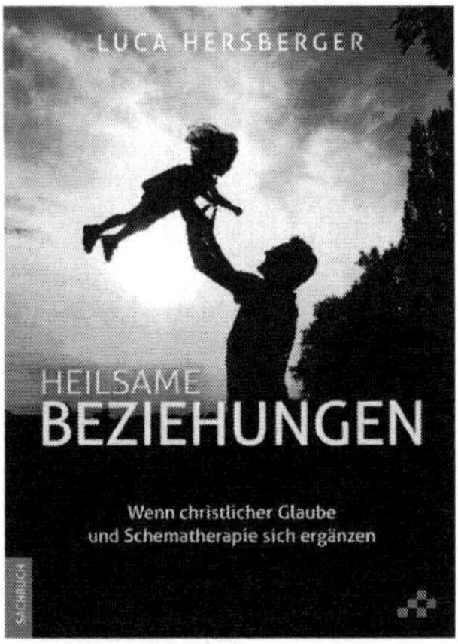

Luca Hersberger (Dr. med.)

Heilsame Beziehungen

Wenn christlicher Glaube und Schematherapie sich ergänzen

Hardcover

Hardcover, 84 Seiten
978-3-906959-68-9

E-Book
978-3-906959-70-2

E-Book

Ein Schema ist ein unbewusster Filter, durch den wir unsere Erlebnisse wahrnehmen. Dieses Buch zeigt, wie eine heilsame Verbindung von Schematherapie und christlichem Glauben aussehen kann. Die bedingungslose göttliche Vaterliebe heilt – und die schematherapeutischen Ansätze helfen, diese Liebe zu verstehen und zu erleben.

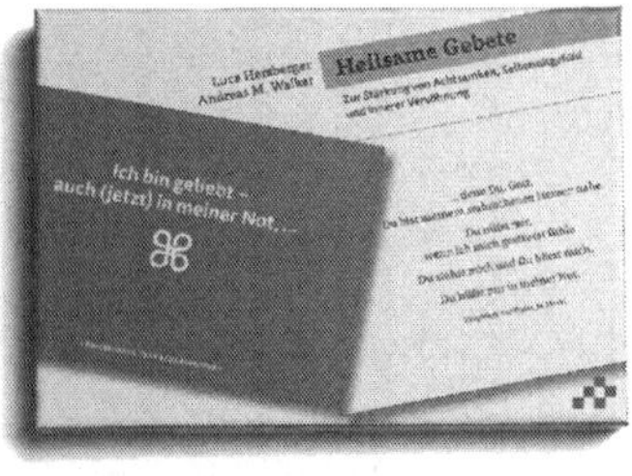

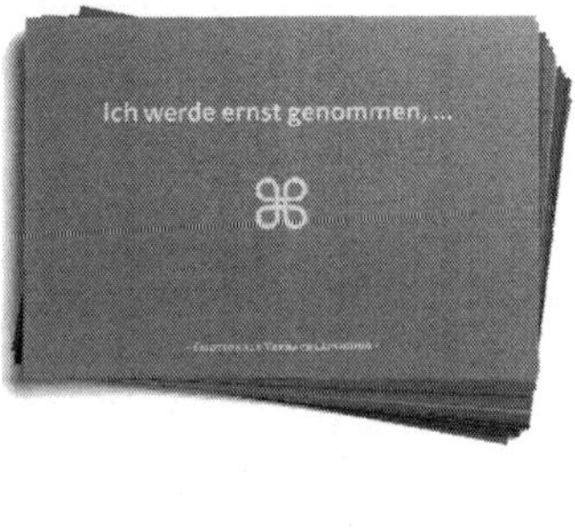

Luca Hersberger (Dr. med.)

Heilsame Gebete

... nach Krisen, Trennung und Verlust

Zur Stärkung von Achtsamkeit, Selbstmitgefühl und innerer Versöhnung

Box mit 55 Postkarten und Anleitung
978-3-03965-030-9

Diese 55 Karten nach der Ordnung der Schema-Therapie sind eine Hilfe für das persönliche oder gemeinsame Meditieren, Beten und Singen. Sie ermöglichen es, tiefe Ruhemomente im Alltag zu finden, die eigene Innenwelt zu erkunden und fördern erfüllende Spiritualität. Sie unterstützen sowohl persönlich wie auch in der therapeutischen und seelsorgerlichen Arbeit.

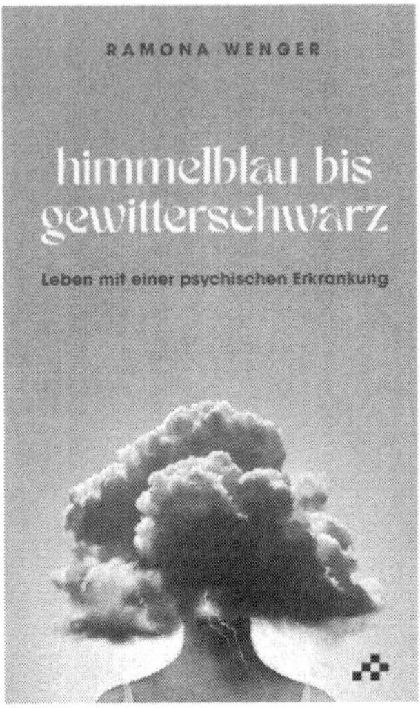

Ramona Wenger

Himmelblau bis gewitterschwarz

Leben mit einer psychischen Erkrankung

Hardcover

E-Book

Hardcover, 178 Seiten
978-3-03965-083-5

E-Book
978-3-03965-084-2

Seit dem Jugendalter leidet Ramona an psychischen Erkrankungen. Jahre später wurde eine schizo-affektive Störung diagnostiziert. Zwischen himmelhochjauchzend und zu Tode betrübt bestreitet sie ihr Leben, so gut sie eben kann. Ramona hat es trotzdem nicht verlernt, fröhlich zu sein. Inspiration und Kraft gewinnt sie durch die Spiritualität. In diesem Buch erzählt sie von ihren Erfahrungen und Grundgedanken zu ihrer Krankheit und ihrem persönlichen Lebensweg. Ergänzt ist es mit Gedichten, die Ramona seit ihrer Jugend schreibt und mit denen sie Einblick in ihre dunkelsten und hellsten Momente gibt.

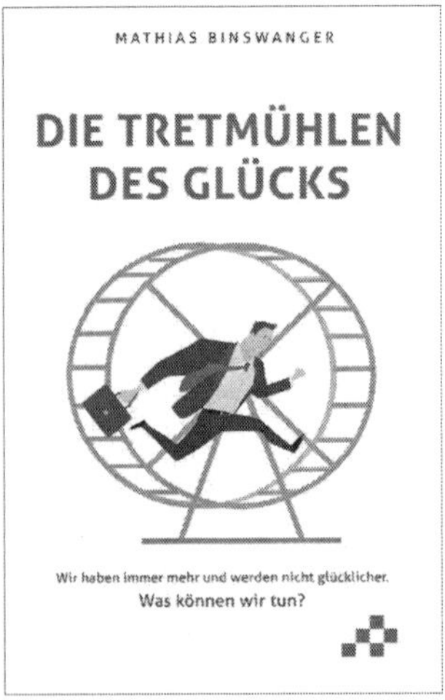

Mathias Binswanger

Die Tretmühlen des Glücks

Wir haben immer mehr und werden nicht glücklicher. Was können wir tun?

Softcover, 233 Seiten
978-3-03965-035-4

E-Book
978-3-451-81623-9

Glücklos trotz Wohlstand? Macht ein Sportwagen oder eine Luxusyacht glücklich? Forschungsergebnisse sagen: Nein! Mathias Binswanger macht deutlich, dass wir in einer Gesellschaft leben, die Glück geradezu verhindert. Wie entgehen wir den Tretmühlen der Glücksver-heißung: mehr Einkommen, Status, immer neue Chancen, immer noch mehr Zeit ersparnis...? Aus der Sicht eines Ökonomen: ein Buch über die wirklichen Voraussetzungen des Glücks.